Nitroglycerin VI

Nitroglycerin VI

Instabile Angina pectoris und extrakardiale Indikationen

Sechstes Hamburger Symposion
29. Oktober 1988

Herausgeber
H. Roskamm

Walter de Gruyter
Berlin · New York 1989

Herausgeber

Prof. Dr. H. Roskamm
Benedikt-Kreutz-Rehabilitations-Zentrum
für Herz- und Kreislaufkranke e.V.
Südring 15
7812 Bad Krozingen

Dieses Buch enthält 44 Abbildungen und 21 Tabellen.

Cip-Titelaufnahme der Deutschen Bibliothek

Nitroglycerin ... / [... Hamburger Nitroglycerin-Symposion]. – [Dt. Ausg.]. – Berlin ; New York : de Gruyter.
3. 1981 in d. Pharmazeut. Verl.-Ges., München
NE: Hamburger Nitroglycerin-Symposion; G.-Pohl-Boskamp-GmbH und Co. <Hohenlockstedt>
[Dt. Ausg.]
6. Instabile Angina pectoris und extrakardiale Indikationen. – 1989
ISBN 3-11-012062-3

Satz: Arthur Collignon GmbH. – Druck: Gerike GmbH, Berlin. – Bindung: Dieter Mikolai, Berlin.

Inhalt

Referenten

Priv. Doz. Dr. Th. von Arnim	Krankenanstalt Rotes Kreuz 1. Medizinische Abteilung Nymphenburger Straße 163 D-8000 München 19
Prof. Dr. E. Bassenge	Institut für Angewandte Physiologie und Balneologie der Albert-Ludwigs-Universität Hermann-Herder-Straße 7 D-7800 Freiburg im Breisgau
Prof. Dr. G. Brunner	Krankenhaus Oststadt Abteilung Gastroenterologie Podbielskistraße 380 D-3000 Hannover
Prof. Dr. W.-D. Bussmann	Klinikum der Johann-Wolfgang-Goethe-Universität Zentrum der Inneren Medizin Abteilung für Kardiologie Theodor-Stern-Kai 7 D-6000 Frankfurt 70
Priv. Doz. Dr. U. Dunzendorfer	Maingau-Krankenhaus Scheffelstraße 2–16 D-6000 Frankfurt 1
Prof. Dr. P. G. Hugenholtz	S.O.C.A.R.S.A. 22, Rue Juste-Olivier Ch-1260 Nyon (VD)
Prof. Dr. E. Jähnchen	Benedikt-Kreutz-Rehabilitations-Zentrum für Herz- und Kreislaufkranke e. V. Südring 15 D-7812 Bad Krozingen

Prof. Dr. W. Kupper
Universitätskrankenhaus Eppendorf
II. Medizinische Klinik
Martinistraße 52
D-2000 Hamburg 20

Prof. Dr. G. Pott
Marienkrankenhaus Nordhorn
Innere Abteilung
D-4460 Nordhorn

Prof. Dr. W. Rafflenbeul
Medizinische Hochschule Hannover
Abteilung Kardiologie
Postfach 61 01 80
D-3000 Hannover 61

Prof. Dr. H. Tillmanns
Klinikum der Ruprecht-Karls-Universität
Medizinische Klinik
Abteilung Innere Medizin III
Bergheimer Straße 58
D-6900 Heidelberg

Einführung

H. Roskamm

In den 5 vorausgegangenen Hamburger Nitroglycerin-Symposien standen jeweils neuere Untersuchungen über Nitroglycerin und über Nitrate ganz allgemein im Vordergrund. Dieses 6. Symposium wird nun erstmals als Schwerpunktthema eine bestimmte Erkrankung besprechen, nämlich die instabile Angina pectoris, bei der natürlich die Nitrattherapie eine große Bedeutung hat. Es werden aber auch andere Aspekte der instabilen Angina pectoris, wie Pathophysiologie und Prognose, sowie andere Therapien der instabilen Angina pectoris behandelt werden. Am Nachmittag werden wir dann noch einige Vorträge zu nicht kardialen Indikationsgebieten der Nitrate hören.

Ich darf mich bei den Referenten herzlich bedanken, daß sie die Mühe der Vortragsvorbereitung auf sich genommen haben, auch bei Herrn Bleifeld, daß er die Nachmittagssitzung moderieren wird. Der Fa. Pohl-Boskamp möchte ich danken für die Vorbereitung des Treffens und dafür, daß sie den Rahmen dafür bereitstellen konnte.

Zu dem Hauptthema der 1. Sektion „Instabile Angina pectoris“ darf ich noch ein paar einführende Gedanken äußern.

Die Definition der instabilen Angina pectoris ergibt sich aus ihrer Abgrenzung zur stabilen Angina pectoris. Sie läßt sich vereinfachend und schematisierend in drei Untergruppen unterteilen:

1. Eine innerhalb der letzten 4 Wochen neu aufgetretene Angina pectoris (initiale oder De-novo-Angina-pectoris).
2. Eine ehemals stabile Angina pectoris, bei der Intensität und/oder Häufigkeit der Beschwerden in letzter Zeit zugenommen haben (progressive oder Crescendo-Angina-pectoris).
3. Eine auch bei absoluter körperlicher Ruhe auftretende Angina pectoris (spontane oder Ruhe-Angina-pectoris, dazu gehört auch die nächtliche Angina pectoris oder Angina decubitus).

Diese Gliederung ist eine hierarchische, d. h. Patienten der Gruppen 1 oder 2, die auch eine Ruhe-Angina-pectoris haben, werden der Gruppe 3 zugeordnet. Entsprechend wurde auch eine primäre Unterteilung in Belastungsangina und spontane oder Ruheangina vorgeschlagen, was lediglich Gruppe 3 besonders hervorhebt. Im Vordergrund der instabilen Angina pectoris steht somit die Ruhe-Angina-pectoris, die entweder neu entstanden ist oder sich aus einer Arbeitsangina entwickelt hat. Die kürzlich erfolgte Veränderung und die Angina pectoris jetzt schon in Ruhe signalisieren die Instabilität.

In diese Untergruppe gehören auch Patienten, die in den Tagen und Wochen nach akutem Herzinfarkt wieder Angina pectoris bekommen (sog. frühe Postinfarkt-Angina-pectoris). Nach erfolgter Lysebehandlung oder nach bislang nur intramuralem Herzinfarkt ist die bleibende Instabilität mit bleibender oder wiederaufgetretener Angina pectoris häufiger.

Eine seit langer Zeit bekannte, neben einer stabilen Arbeitsangina vorhandene Ruheangina signalisiert nicht unbedingt eine dramatische instabile Situation; auch sollte von ihr die seltene rein vasospastische oder Prinzmetalangina, sofern sie mit einer guten Leistungsfähigkeit verbunden ist, getrennt gesehen werden.

Schon die Abgrenzung der verschiedenen Untergruppen weist darauf hin, daß es sich bei Patienten mit instabiler Angina pectoris um eine sehr heterogene Patientengruppe handeln muß. Es geht im Grunde nicht um *ein* Krankheitsbild, sondern um eine Vielzahl von Krankheitsbildern.

Hinzu kommt, daß einige Patienten mit Myokardischämie in Ruhe keine Angina pectoris aufweisen (stumme oder asymptomatische Myokardischämie), und daß es selbstverständlich auch Patienten mit falsch eingestuften Angina-pectoris-Beschwerden gibt, bei denen keine Myokardischämie nachgewiesen werden kann und im nachhinein häufig eine extrakardiale Ursache der Beschwerden angenommen werden muß.

Auch werden einige der anfänglich mit „instabile Angina" eingestuften Patienten schon unwiderruflich auf dem Weg zum Herzinfarkt sein; hier könnte man nachträglich von einem Präinfarktsyndrom sprechen. Im Hinblick auf das einzuschlagende Management und die Therapie ist jedoch die anfängliche Diagnose von Wichtigkeit. Auch wenn dann bei einigen Patienten mit der primären Diagnose „instabile Angina pectoris" diese nach Kenntnis der ersten Klinikbefunde und des Verlaufs wieder zurückgenommen werden muß.

Patienten mit neu aufgetretener *Ruhe-Angina-pectoris* sollten auf einer Intensivstation aufgenommen werden.

Die Untergruppe der *De-novo-Angina-pectoris* bietet häufig schwerwiegende Managementprobleme. Wenn es bei einem einmaligen Angina-pectoris-Anfall bleibt, geht der Patient häufig gar nicht zum Arzt. Wenn er dann doch nach einigen Tagen einen Arzt aufsuchen sollte, ist dieser möglicherweise versucht, den vielleicht schon Tage zurückliegenden Angina-pectoris-Anfall nicht mehr so ernst zu nehmen.

Wenn er in dieser Situation andererseits die Angaben des Patienten allzu ernst nimmt, würde dies notgedrungen zu vielen Fehleinweisungen in die Klinik führen. Allein aufgrund anamnestischer Angaben ist eine definitive Diagnose häufig nicht zu erstellen. Als Kompromiß erfolgt in dieser Situation häufig eine ambulante Vorstellung bei einem Spezialisten. Auch für diesen wird die Situation häufig schwierig sein; wenn der Ruhe-Angina-Anfall nur wenige Tage zurückliegt, wird er einen Belastungstest häufig nicht riskieren. Wird der Belastungstest durchgeführt und fällt zufriedenstellend aus, ist die weitere ambulante Betreuung gerechtfertigt. Bei stark positivem Belastungstest wird man sich – wie in Zweifelsfällen – zu einer stationären Aufnahme und Beobachtung, meist auf einer Allgemeinstation, entschließen. Eine möglichst baldige Funktionsdiagnostik sowie Koronarangiographie in Abhängigkeit von den Ergebnissen der Funktionsdiagnostik und den Randbedingungen wie Alter, Risikofaktoren für koronare Herzerkrankung, Nebenerkrankungen etc., wird angestrebt.

In der Untergruppe der *Crescendoangina* gibt es ähnliche Managementprobleme. Der praktische Arzt wird das weitere Procedere in der Regel entscheidend davon abhängig machen, ob er Ursachen für die Verstärkung der Beschwerden erkennt. Ist z. B. eine neuerdings aufgetretene Hypertonie festzustellen oder hat der Patient seine antianginöse Therapie abgesetzt oder reduziert, wird in der Regel eine Neuanpassung der Therapie erfolgen. Wenn Gründe für die Verstärkung der Beschwerden fehlen, muß an stationäre Einweisung gedacht werden.

Meistens wird vom praktischen Arzt oder anschließend beim Spezialisten eine Funktionsdiagnostik vorgenommen, um die subjektive Verschlechterung auch zu objektivieren. Die Indikation zur Koronarangiographie richtet sich dann nach den Ergebnissen der Funktionsdiagnostik.

Diese einführenden Sätze sollten nochmal darauf hinweisen, daß wir es mit einem sehr komplexen Krankheitsbild zu tun haben. Sehr unterschiedliche Subgruppen sind darin enthalten, es zu erwarten, daß entsprechend unterschiedlich auch Pathophysiologie, Prognose und Therapie sein können.

Pathophysiologie und pathologische Anatomie der instabilen Angina pectoris

W. Rafflenbeul

Einleitung

Zur Diagnose der instabilen Angina pectoris gehören eine oder mehrere der folgenden anamnestischen Angaben des Patienten mit koronarer Herzkrankheit:

1. plötzliche Zunahme einer vorbestehenden, chronisch belastungsinduzierten Angina pectoris, die Attacken werden häufiger, gehen mit intensiveren Schmerzen einher und dauern länger,
2. Angina pectoris bei geringer körperlicher Belastung oder sogar in Ruhe und
3. jede neu aufgetretene Angina pectoris, die von Beginn an bereits durch geringe Belastungen ausgelöst werden kann.

Häufig sind mit diesem Krankheitsbild *vorübergehende* EKG-Veränderungen, insbesondere ST-Segment-Abweichungen oder T-Inversionen verbunden.

Pathophysiologie

Diesen verschiedenen klinischen Erscheinungsformen liegt im wesentlichen ein gemeinsamer pathophysiologischer Mechanismus zugrunde. Im Bereich einer vorbestehenden Koronarstenose kommt es zu einer abrupten Zunahme des Stenoseschweregrades mit konsekutiver Drosselung des koronaren Blutflusses. Da das Myokard seinen Sauerstoffbedarf nur sehr begrenzt durch vermehrte Sauerstoffausschöpfung decken kann, tritt instantan ein Sauerstoffdefizit, d. h. eine Myokardischämie ein.

Eine solche fokal in einer epikardialen Koronararterie ausgelöste akute Drosselung der regionalen myokardialen Blutversorgung wird durch zwei Mechanismen hervorgerufen, die entweder allein oder in Kombination wirksam werden:

1. intrakoronare Thrombusbildung
2. Zunahme des Tonus der glatten Gefäßmuskulatur.

Nitroglycerin VI

Intrakoronare Thrombusbildung

Primär auslösender Faktor für die Aggregation von Thrombozyten ist eine lokale Zerstörung der Gefäßintima im Bereich eines Atheroms („plaque fissure") [6]. Dabei zerreißt die glatte Endothelfläche und das darunter in der Intima liegende thrombogene Material, vor allen Dingen Kollagen, tritt mit dem vorbeiströmenden Blut in Kontakt. Die Intimaläsion tritt bevorzugt im Bereich der fibrösen Abdeckung („fibrous cap") einer atherosklerotischen Plaque auf.

Die fibröse Abdeckung einer atheromatösen Plaque ist häufig dünn und wenig mechanisch belastbar. Infolge dieser Strukturschwäche, besonders an den Rändern der atherosklerotischen Plaque, können Faktoren wie z. B. die erhöhten Scherkräfte an einer fokalen Einengung, Änderungen des Vasomotorentonus oder auch allein die rhythmische Krümm- und Drehbewegung der Koronargefäße während der Herzaktion zu einem Einriß führen. Damit wird das Auftreten einer solchen Läsion zu einem reinen Zufallsphänomen, das jederzeit – wie die Klinik beweist – im Verlauf einer Koronarsklerose auftreten kann.

Die Intimadefekte können schmale Einrisse sein, aber auch mehrere Quadratzentimeter große Defekte oder tief in die Intima reichen. Der Thrombus bildet sich über dieser Intimaläsion und gibt ein typisches angiographisches Bild („complicated atherosclerotic plaque", Abb. 1).

Diese sog. Typ II-Läsion [1] mit schmalem Fuß und überhängenden ausgefransten Kanten sowie ein intraluminaler Füllungsdefekt als Ausdruck eines muralen, nicht-okklusiven Thrombus wird bei vielen Patienten gefunden, die unmittelbar im Anschluß an eine Phase instabiler Angina pectoris angiographiert werden. Nahezu identische Bilder sind bei nicht-transmuralem Infarkt [2], in durch Lysetherapie wiedereröffneten Koronargefäßen [3] und auch angioskopisch bei Patienten mit instabiler Angina pectoris [8, 16] beschrieben.

In postmortalen Studien kann aus Serienschnitten durch Koronarstenosen die Struktur der darunter liegenden Intima rekonstruiert werden [7]. Diese Rekonstruktion zeigt, daß sowohl oberflächliche als auch tiefe Intimaläsionen zur Thrombusbildung führen können. Von einer oberflächlichen Intimaläsion spricht man dann, wenn es nur zum Verlust des Endothels mit Freilegung des darunter liegenden thrombogenen Bindegewebes gekommen ist. Im Gegensatz dazu beschreibt eine tiefe Intimaläsion, die bei 75% der großen intraluminalen Thromben gefunden wird, einen tiefen Einriß in die Intima.

Die Bildung eines intraluminalen Thrombus ist also generell abhängig von der Ausbildung einer stark thrombogenen Oberfläche in der Intimaläsion selbst. Diese wird in erster Linie durch das Kollagen und darüber liegende Schichten von aktivierten Thrombozyten gebildet. An den überwiegend aus Thrombozyten

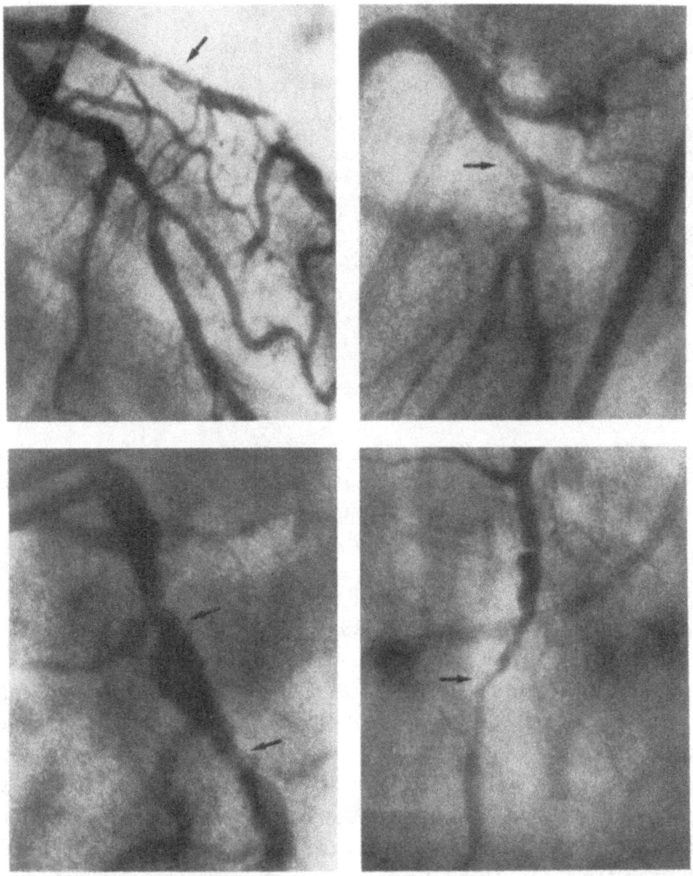

Abb. 1 Vier angiographische Beispiele „komplizierter“ atherosklerotischer Plaques (Pfeile) im Ramus interventricularis anterior (oben) und der rechten Herzkranzarterie (unten). Die sog. Typ II-Läsion stellt sich mit unregelmäßiger Begrenzung und intraluminalem Füllungsdefekt (Thrombus) dar.

bestehenden muralen Thrombus kann sich ein Appositionsthrombus anlagern, der vorwiegend aus Fibrin und Erythrozyten besteht und u. U. weit nach distal in das betroffene Kranzgefäß hineinreicht (Abb. 2).

Die beschriebene Sequenz der Ereignisse – Intimaläsion, murale und intraluminale Thrombusformation – ist dynamischer Natur, die zu jeder Zeit unterbrochen werden und auch rückläufig sein kann.

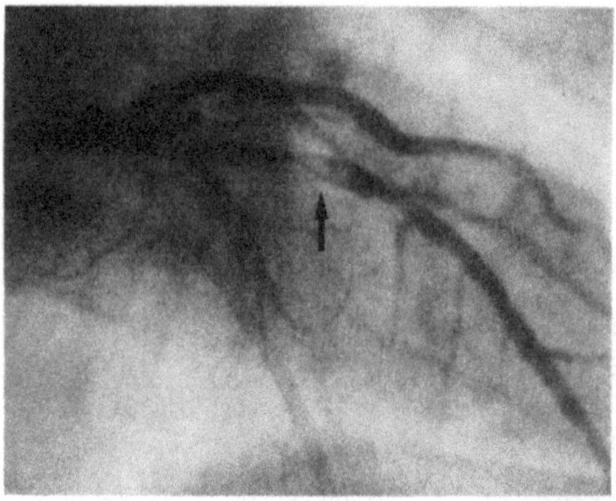

Abb. 2 Hochgradige proximale Stenose des Ramus interventricularis anterior mit distalem Thrombus (Pfeil) bei einem Patienten, der 18 Stunden nach Auftreten einer instabilen Angina pectoris angiographiert wurde.

Zunahme des Vasomotorentonus

Ob zu diesem okkludierenen thrombotischen Geschehen noch eine zusätzliche Tonuserhöhung der glatten Gefäßmuskulatur den Stenosegrad weiter verstärkt, ist im wesentlichen von der Morphologie der auslösenden Koronarstenose abhängig. In *exzentrischen* Stenosen, die bei histologischen Serienschnitten durch Koronarstenosen in der Mehrzahl gefunden werden [12], ist ein Teil der Gefäßzirkumferenz nicht vom atherosklerotischen Prozeß betroffen, die Gefäßwandstruktur ist erhalten. Vor allem findet man im normalen Wandsegment eine vollständig intakte glatte Gefäßmuskulatur, die konstringieren und relaxieren kann (Abb. 3). Mit dieser erhaltenen Vasomotilität eines Teiles der Gefäßwand innerhalb von Koronarstenosen ist eine klinisch bedeutsame Variabilität des Stenoseschweregrades möglich (Abb. 4 und 5) [14].

Die vasomotorische Reaktion der glatten Gefäßmuskulatur ist wiederum im wesentlichen vom funktionellen Zustand des *Gefäßendothels* abhängig. Intaktes Gefäßendothel produziert das vasodilatierende Prostazyclin (PGI_2), das gleichzeitig die Thrombozytenaggregation unterdrückt. Zudem setzt das gesunde Gefäßendothel – von einer Anzahl endogener Substanzen stimuliert – einen oder mehrere hormonale Faktoren frei, die zu einer Relaxation der glatten Gefäßmuskulatur führen und daher unter dem Begriff EDRF (endothelium-derived relaxant factor) zusammengefaßt werden (Übersicht bei [10]). Zu diesen endothel-

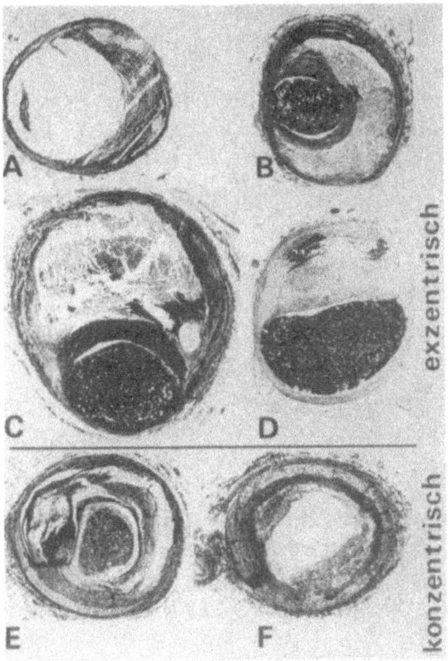

Abb. 3 Histologische Schnitte durch exzentrische (oben) und konzentrische (unten) Koronarstenosen (Details s. Text).

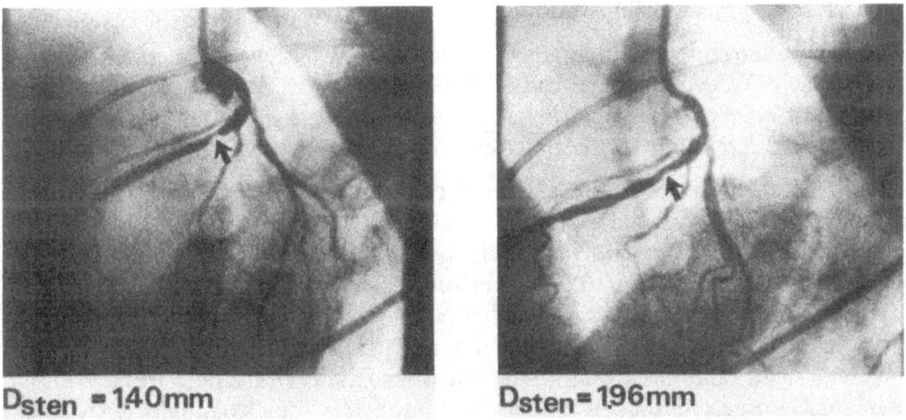

Abb. 4 Dilatation einer hochgradigen exzentrischen Stenose im proximalen Ramus interventricularis anterior. Nach sublingualer Gabe von 0,8 mg Nitroglycerin und 20 mg Nifedipine nimmt der engste Durchmesser in der Stenose (D_{Sten}) um etwa 40% zu.

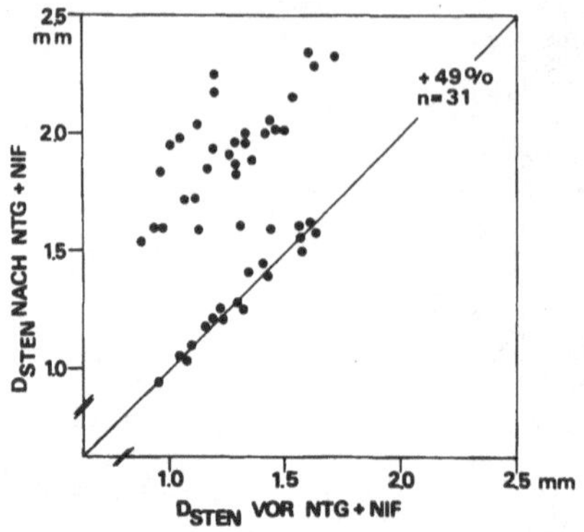

Abb. 5 Von 50 Koronarstenosen, deren engster Durchmesser (D_{Sten}) vor (Abszisse) und nach (Ordinate) sublingualer Gabe von 0,8 mg Nitroglycerin und 20 mg Nifedipine gemessen wurde, reagierten 31 mit einer mittleren Durchmesserzunahme von +49%. 19 Stenosen zeigten keine Änderung des engsten Durchmessers.

abhängig vasodilatorisch wirksamen Substanzen gehören beim Menschen Azetylcholin, ADP, ATP, Bradykinin, alpha-adrenerge Agonisten, Ergometrin, Substanz P, A 23187 (Kalzium-Ionophor) u. a. [5].

Die neben der endothelabhängigen Vasodilatation bestehende *direkte* vasokonstriktorische Wirkung einiger dieser Substanzen wie z. B. der alpha-adrenergen Agonisten oder des Ergometrins sowie des aus aggregierenden Thrombozyten freigesetzten Serotonins wird also durch intaktes Endothel abgeschwächt.

Durch Zerstörung des Endothels im Bereich einer „komplizierten" atherosklerotischen Plaque wird diese primär auf eine Vasodilatation ausgerichtete Funktion des Endothels weitestgehend aufgehoben; es überwiegen jetzt die vasokonstriktoren Elemente (Abb. 6): der Verlust des endothelial produzierten Prostazyklins fördert ebenso wie die endothelfreie thrombogene Intimafläche die Plättchenaggregation. Aus den aggregierenden Thrombozyten wird 1. Thromboxan A_2 freigesetzt, eine direkt stark vasokonstriktorisch wirksame Substanz und 2. Serotonin ausgeschüttet sowie über die Stimulierung der Koagulations-Kaskade Thrombin gebildet. Beide Substanzen können jetzt ohne endotheliale Gegensteuerung intensiv vasokonstriktorisch wirken. Verstärkend kann die endothelabhängige vasodilatorische Wirkung der o. g. Substanzen nicht mehr vermittelt werden.

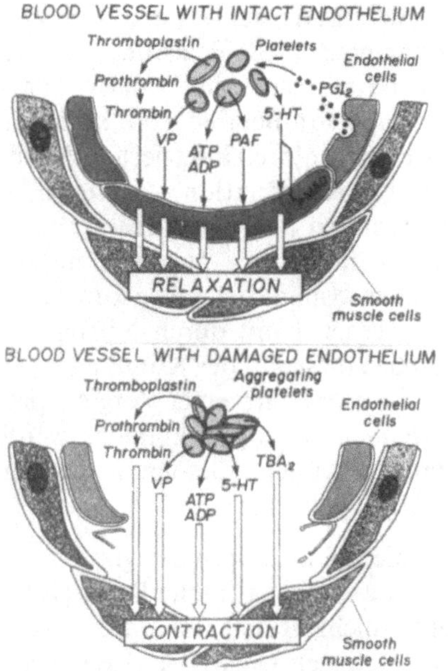

Abb. 6 Schematische Darstellung der Bedeutung eines intakten Endothels für die Vasodilatation. Oben: intaktes Endothel verhindert die Aggregation von Thrombozyten und wird von einer Anzahl Substanzen zur Abgabe des vasodilatierenden EDRF stimuliert. Unten: die Zerstörung des intakten Endothels führt in der atherosklerotischen Koronararterie zu Thrombozytenaggregation und zur direkten vasokonstriktorischen Stimulierung der glatten Gefäßmuskulatur (aus: Vanhoutte, P. M., D. S. Houston: Plateletes, endothelium and vasospasm. Circ. **72** (1985) 728).

Aus diesen und anderen z. T. im Sinne eines Circulus vitiosus ablaufenden Prozessen resultiert die Tendenz zu einer aufgepfropften Vasokonstriktion im Bereich einer durch thrombotische Auflagerungen komplizierten atherosklerotischen Plaque und damit einer weiteren Drosselung der myokardialen Blutversorgung.

Weiter verstärkt werden kann diese Vasokonstriktion noch durch die Stimulierung des sympathischen Nervensystems, z. B. durch den Angina-pectoris-Schmerz oder die damit verbundene Angst. Die freigesetzten Katecholamine aktivieren die Alpha-Rezeptoren der glatten Gefäßmuskulatur, deren Zellen dabei depolarisieren. Die Durchlässigkeit der Zellmembran für Kalzium-Ionen und die zytoplasmatische Kalzium-Konzentration steigen. Damit werden die kontraktilen Proteine aktiviert, d. h. die glatte Gefäßmuskulatur kontrahiert.

Koronarographisch wurde bei einer anderen Art der Sympathikusstimulation, nämlich durch isometrische [4] und dynamische [10] Belastung, eine Abnahme der Durchmesser epikardialer Koronararterien, insbesondere in Koronarstenosen nachgewiesen. Auch nach intravenöser Gabe von Betablockern kommt es – am ehesten durch einen Wegfall der über Beta-Rezeptoren induzierten Vasodilatation als Gegengewicht zur alpha-adrenergen Vasokonstriktion – zu einer Abnahme der lichten Weite epikardialer Koronararterien und einer deutlichen Zunahme des Schweregrades von Koronarstenosen im Koronarangiogramm [15]. Diese vasokonstriktorische Wirkung sowohl einer dynamischen Belastung als auch von Betablockern auf epikardiale Koronararterien kann durch Nitroglycerin oder Nitrate rückgängig gemacht werden. Neben diesen in der Klinik nachgewiesenen vasokonstriktiven Einflüssen, die zur Aggravierung einer Angina pectoris im Sinne eines instabilen Zustandes ursächlich beitragen können, werden noch experimentell verschiedene Mechanismen diskutiert, die den Tonus der glatten Gefäßmuskulatur verstärken können. Dazu gehören:

1. Die Einlagerung von Cholesterin in die Zellmembran der glatten Gefäßmuskulatur steigert deren Empfindlichkeit auf sympathische Reize [13].
2. Die Abnahme in Anzahl und Empfindlichkeit der alpha-adrenergen Rezeptoren. Damit nimmt im Sinne eines gestörten negativen „feedback"-Mechanismus die Noradrenalinfreisetzung am sympathischen Nervenende zu [17].

Zusammenfassend muß nach heutiger Kenntnis die jederzeit mögliche Ruptur einer mehr oder weniger ausgeprägt stenosierenden atherosklerotischen Plaque in einer epikardialen Koronararterie als das prädisponierende Ereignis für eine akute Myokardischämie angesehen werden. Der damit verbundene Verlust des schützenden Endothels fördert die Aggregation von Thrombozyten und setzt starke vasokonstriktorisch wirksame Stimuli frei. Beide Mechanismen – wahrscheinlich meist in Kombination mit individuell unterschiedlicher Ausprägung der einzelnen Komponente – führen zu einer abrupten Drosselung des koronaren Blutflusses und zu einem akuten ischämischen Syndrom, das sich klinisch als instabile Angina pectoris, als akuter Myokardinfarkt, aber auch als plötzlicher Herztod manifestieren kann [11].

Literatur

[1] Ambrose, J. A., S. L. Winters, R. A. Rohit et al.: Angiographic evaluation of coronary artery morphology in unstable angina. J. A. C. C. **7** (1986) 472–478.

[2] Ambrose, J. A., C. E. Hjemdahl-Monsen, S. Borrico et al.: Angiographic demonstration of a common link between unstable angina pectoris and non-Q-wave acute myocardial infarction. Am. J. Cardiol. **61** (1988) 244–247.

[3] Brown, B. G.: Coronary vasospasm: observations linking the clinical spectrum of ischemic heart disease to the dynamic pathology of coronary atherosclerosis. Int. Med. **41** (1981) 716–722.

[4] Brown, G., A. B. Lee, E. L. Bolson et al.: Reflex constriction of significant coronary stenosis as a mechanism contributing to ischemic left ventricular dysfunction during isometric exercise. Circ. **70** (1984) 18–24.

[5] Busse, R., E. Bassenge: Regulation der Gefäßtonus über das Endothel. Z. Kardiol. **74** (Suppl. 7) (1985) 99–106.

[6] Davies, M. J., A. C. Thomas: Plaque fissuring: the cause of acute myocardial infarction, sudden ischemic death and crescendo angina. Br. Heart J. **53** (1985) 363–373.

[7] Davies, M. J.: The pathology of the unstable ischemic syndroms. In: Th. v. Arnim, A. Maseri (eds.): Predisposing conditions for acute ischemic syndromes. Steinkopff-Verlag, Darmstadt (1988) (in press).

[8] Forrester, J. F., F. Litvak, W. Grundfest et al.: A perspective of coronary disease seen through the arteries of heart in man. Circ. **75** (1987) 505–513.

[9] Förstermann, U.: Die Bedeutung der Endothelzellen für die Regulation des Tonus der glatten Gefäßmuskulatur – Bildung eines endothelialen, relaxierenden Faktors. Z. Kardiol. **75** (1986) 577–584.

[10] Gage, J. E., O. M. Hess, T. Murakami et al.: Coronary artery stenosis vasoconstriction during dynamic exercise in patients with classical angina pectoris: reversibility by nitroglycerin. Circ. **73** (1986) 865–876.

[11] Gorlin, R., V. Fuster, J. A. Ambrose: Anatomic-physiologic link between acute coronary syndromes. Circ. **74** (1986) 6–9.

[12] Lichtlen, P. R., W. Rafflenbeul, H. Freudenberg: Pathoanatomy and function of coronary obstructions leading to unstable angina pectoris, anatomical and angiographic studies. In: P. G. Hugenholtz, B. S. Goldman (eds): Unstable angina, current concepts and management, p. 81–93. Schattauer-Verlag, Stuttgart (1985).

[13] Marx, J. L.: Coronary artery spasms and heart disease. Science **208** (1980) 1127–1130.

[14] Rafflenbeul, W., P. R. Lichtlen: Zum Konzept der „dynamischen“ Koronarstenose. Z. Kardiol. **71** (1982) 439–444.

[15] Rafflenbeul, W., C. Berger, S. Jost: Vasoconstriction of epicardial coronary arteries with selective and nonselective β-blockers. Circ. **77** (Suppl. II) (1988) II–36.

[16] Sherman, C. T., F. Litvak, W. Grundfert: Coronary angioscopy in patients with unstable angina pectoris. N. Engl. J. Med. **315** (1986) 913–919.

[17] Weiss, R. J., C. B. Smith: Altered platelet alpha-2-adrenoceptors in patients with angina pectoris. J. A. C. C. **2** (1983) 631–637.

Diskussion

Roskamm: Vielen Dank Herr Rafflenbeul, wir haben noch ein paar Minuten für Diskussionen. Ich möchte noch einmal auf die historische Entwicklung eingehen. Wenn wir die Zeit vor 5 bis 10 Jahren betrachten, dann wurden damals die Tonus-Veränderungen sehr stark in den Vordergrund gestellt. Was in den letzten Jahren neu hinzugekommen ist, sind die morphologischen Veränderungen: Plaquefissuren und Thrombusbildung, die auch eine sehr große Rolle spielen. Wie ist es nun mit der Reversibilität oder der Dynamik dieser morphologischen Veränderungen?

Rafflenbeul: Die Veränderungen, die von der Zerstörung der Intima ausgehen mit Bildung eines muralen Thrombus und evtl. auch eines appositionellen Thrombus können auf jeder Stufe ihrer Entwicklung zum Stillstand kommen und sich reversibel verhalten. Andererseits können diese sekundären Veränderungen auch weiterschreiten bis zum längerdauernden Gefäßverschluß in den Myokardinfarkt hinein. Es ist also von einer Dynamik dieser morphologischen Veränderungen auszugehen. Wenn wir dieses Konzept auf die klinische Praxis übertragen, dann ist wahrscheinlich die täglich schwankende Auslöseschwelle für eine Angina pectoris, die man durch genaue Befragung des Patienten heraushören kann, auf solche dynamischen Veränderungen innerhalb von Koronarstenosen zurückzuführen und nicht so sehr auf äußere Umstände, wie z. B. Wetterwechsel, Ärger etc., wie vielfach vermutet wird. Im Verlauf einer Koronarsklerose kann es immer wieder zu einer Ruptur einer atherosklerotischen Plaque mit Thrombusanlagerung kommen. Hier handelt es sich offensichtlich um ein reines Zufallsphänomen im Ablauf dieser Erkrankung.

Hugenholtz: Ich möchte Herrn Rafflenbeul fragen, mit welcher Häufigkeit der unstabilen Angina pectoris ein Myokardinfarkt folgt.

Rafflenbeul: Durch die zunehmenden Möglichkeiten, dieses Krankheitsbild frühzeitig zu entdecken und rechtzeitig durch geeignete vasodilatorische Medikamente und Thrombozytenaggregationshemmer auf einer Intensivstation zu stabilisieren, ist die Zahl der wirklich in einen Herzinfarkt übergehenden Patienten relativ gering geworden: wir gehen heute davon aus, daß nur bei etwa 10% der Patienten trotz der angedeuteten intensiven Therapie keine Stabilisierung zu erreichen ist und das Krankheitsbild in den akuten Myokardinfarkt fortschreitet, wenn nicht akute Revaskularisationsmaßnahmen (Ballon-Dilatation, Bypass-Chirurgie) durch eine Koronarangiographie abgeklärt werden.

Bassenge: Herr Rafflenbeul, Sie zeigten ein Angiogramm, bei dem nach Gabe von Betablockern die Gefäßweite deutlich zurückgegangen ist und erklärten das mit dem Wegfall der beta-stimulierenden Wirkung bei weiterbestehender alpha-stimulierender Wirkung. Das ist sicher ein Teil der Erklärung, wenn auch nur der geringere, denn hauptsächlich kommt das dadurch zustande, daß durch den Betablocker der Sauerstoffverbrauch des Herzens stark zurückgeht, dadurch die Koronardurchblutung abnimmt, dadurch die stimulierende Wirkung des Koronarflußes auf die durch seine Scherkräfte auf das Endothel, nämlich EDRF beziehungsweise NO freizusetzen, wegfällt und dadurch diese Pseudokonstriktion auftritt. Das kann man sehr gut beweisen, indem man einfach den Koronarfluß experimentell um einen betreffenden Betrag zurücksetzt, und dann sieht man die gleiche Konstriktion „ohne jegliche Beteiligung der Betarezeptoren".

Rafflenbeul: Ich glaube, wir sehen im Angiogramm die Summe mehrerer, zum Teil gegenläufiger Effekte. Wenn die Abnahme der Koronardurchblutung der wesentlichste Effekt wäre, dann müßten z. B. nach Nitraten die Herzkranzgefäße auch enger werden, denn nach Nitraten nimmt der Koronarfluß deutlich ab. Aber das ganze Gegenteil ist der Fall: Nach Nitraten werden die Herzkranzgefäße weiter. Es handelt sich offensichtlich um einen Bilanzeffekt.

Forum: Zum Mechanismus des Zufallsbefundes, daß es plötzlich eine komplizierte Läsion wird: Sind es die Scherkräfte, die Herr Bassenge ansprach?

Rafflenbeul: Die Scherkräfte im Bereich von Koronarstenosen spielen sicherlich eine wesentliche Rolle. Zudem hat die atherosklerotische Plaque die Eigenschaft, daß seine Abdeckung mechanisch nicht gut belastbar ist, insbesondere nicht an den Übergängen zum normalen Gefäß. Am Übergang zur normalen Intima sieht man sehr häufig diese geschilderten Einrisse. Auch Tonusänderungen der glatten Gefäßmuskulatur können da zusätzlich deletär wirken, und es können auch die ständigen Dreh- und Krümmbewegungen, welche die Herzkranzgefäße während eines Herzzyklus vollführen, ein auslösender Faktor für die Ruptur einer atherosklerotischen Plaque sein. Welche Faktoren im Einzelfall eine Rolle spielen, ist sicherlich sehr unterschiedlich, aber man muß in aller Regel von einer Kombination verschiedener Auslöser der Ruptur einer atherosklerotischen Plaque ausgehen, die dem klinischen Ereignis vorausgeht.

Prognose bei instabiler Angina pectoris

H. Tillmanns

A. Natürlicher Verlauf

Während der Spontanverlauf der koronaren Herzkrankheit bei Vorliegen einer stabilen Angina-pectoris-Symptomatik Gegenstand zahlreicher Untersuchungen war, liegen über die Prognose der instabilen Angina pectoris erst seit wenigen Jahren Daten vor. Die Tabellen 1 und 2 geben Myokardinfarkt- und Mortalitätsraten bei Patienten mit instabiler Angina pectoris wieder. Es ist zu erkennen, daß in den meisten Studien ähnliche Verläufe berichtet werden; so liegt z. B. bei Krauss et al. [17] die Mortalität im ersten Jahr bei 15%, bei Gazes et al. [7] bei 18%, aufgrund der Untersuchungen von Watkins et al. [40] bei 17% innerhalb von 14 Monaten, nach Plotnick und Conti [29] bei 12,5%. Eine besonders hohe Mortalitätsrate wurde von Vakil [39] berichtet (26% innerhalb von 3 Monaten). Das Auftreten eines Myokardinfarktes (Tabelle 2) wurde von Wood [41] innerhalb der ersten 2 Monate bei 22%, von Fulton et al. [6] innerhalb von 3 Monaten

Tabelle 1 Prognose bei instabiler Angina, natürlicher Verlauf, Mortalität

Vakil (1964)	26% innerhalb von 3 Monaten
Fulton et al. (1972) (n = 167)	3% innerhalb von 3 Monaten
Krauss et al. (1972) (n = 100)	1% früh (Hospital) 15% nach 1 Jahr 22% nach 20 Monaten
Watkins et al. (1972) (n = 47)	8% früh (Hospital) 17% innerhalb von 14 Monaten
Gazes et al. (1973) (n = 140)	18% innerhalb des 1. Jahres 25% nach 2 Jahren 52% nach 10 Jahren Jährliche Mortalität in den ersten 5 Jahren 8%
Heng et al. (1976) (n = 158)	4% früh (Hospital) Jährliche Mortalität in den ersten 6 Jahren 5%
Plotnick, Conti (1977) (n = 32)	12,5% nach 1 Jahr

Nitroglycerin VI

Tabelle 2 Prognose bei instabiler Angina, natürlicher Verlauf, Myokardinfarkt

Wood (1961)	22% innerhalb von 2 Monaten
Vakil (1964)	41% innerhalb von 3 Monaten
Fulton et al. (1972) (n = 167)	16% innerhalb von 3 Monaten
Krauss et al. (1972) (n = 100)	7% früh (Hospital) 22% nach 1 Jahr
Gazes et al. (1973) (n = 140)	21% innerhalb der ersten 8 Monate
Heng et al. (1976) (n = 158)	13% früh (Hospital) 17% nach 6 Jahren
Plotnick, Conti (1977)	18% innerhalb von 36 Monaten

bei 16%, von Gazes et al. [7] innerhalb der ersten 8 Monate in 21% der Fälle beobachtet. Für den mit 1–2 Monaten zu veranschlagenden Klinikaufenthalt ergibt sich nach den Ergebnissen dieser Studien eine mittlere Infarkthäufigkeit im Bereich von 7–28% und eine mittlere Todesrate von 1–32%. Aus den beiden Tabellen ist abzuleiten, daß die in der Literatur mitgeteilten Daten über den Spontanverlauf der instabilen Angina pectoris beträchtliche Streuungen aufweisen, die zumindest teilweise auf Unterschiede in der Definition und somit auch in der Zusammensetzung der untersuchten Patientenkollektive zurückzuführen sind.

Der Verlauf der instabilen Angina pectoris wurde ferner wesentlich durch die Untersuchungen der „National Cooperative Study Group" (NCSG) erhellt [38]. Diese Studie, die an 11 amerikanischen Zentren durchgeführt wurde und insgesamt 288 Patienten einschloß (147 konservativ, 141 chirurgisch behandelte), ließ im wesentlichen drei Verlaufstypen unterscheiden:

1. *den Verlauf zum plötzlichen Herztod*

Die Inzidenz der „spontanen" Früh-Todesfälle während der Hospitalphase, durch Rhythmusstörungen bzw. einen Myokardinfarkt bedingt, lag in dieser Studie bei 3%. Insgesamt war die Früh- und Spätmortalität (letztere mit 7% über einen mittleren Zeitraum von 30 Monaten) in dieser Studie erstaunlich niedrig.

2. *Verlauf zum akuten Myokardinfarkt*

Bei 8% der Patienten mit instabiler Angina pectoris trat nach den Untersuchungen der National Cooperative Study Group noch in der Hospitalphase ein akuter, nicht-tödlicher Myokardinfarkt auf; im weiteren Verlauf über 30 Monate erlitten nochmals 11% der Patienten einen nicht-tödlichen Myokardinfarkt (18%

bei Vorliegen einer koronaren 3-Gefäßerkrankung, 3% bei Vorliegen einer 1-Gefäßerkrankung).

3. *Verlauf in die stabile Angina pectoris*
Die überwiegende Zahl der Patienten mit instabiler Angina pectoris ging in eine stabile, schwere Angina pectoris über. Bei 40% der Patienten mit koronarer 2- und 3-Gefäßerkrankung und 22% der Patienten mit koronarer 1-Gefäßerkrankung wurde nach Entlassung aus der stationären Behandlung eine schwere Angina pectoris (New York Heart Association Grad III – IV) beobachtet.

Bezüglich der Prognose der einzelnen klinischen Erscheinungsformen der instabilen Angina pectoris, d. h. der Recent-onset-, Crescendo- und Ruheangina, liegen in der Literatur nur wenige Daten vor. Nach Bertolasi und Mitarbeitern [2] (156 Patienten) liegt die Mortalitätsrate innerhalb der ersten 24 Monate bei Patienten mit Recent-onset-Angina (Symptomdauer $\leqq$ 4 – 6 Wochen) bei 8,5%, bei Patienten mit Crescendoangina bei 7,4%, bei Patienten mit Ruheangina (sogenanntes Intermediärsyndrom) dagegen bei 41,6%. Bei 34,2% der Patienten mit Recent-onset-Angina, bei lediglich 7,4% der Koronarkranken mit Crescendoangina, jedoch bei 37,5% der Patienten mit Ruheangina trat innerhalb der ersten 24 Monate ein akuter Myokardinfarkt auf. Insgesamt gesehen war bei Patienten mit Ruheangina die höchste Mortalitäts- und Myokardinfarktrate zu beobachten. In die gleiche Richtung wies eine neuere Studie von Roberts und Mitarbeitern [31] über die Prognose von Patienten mit Recent-onset-Angina (n = 329) im Vergleich zu Patienten mit stabiler, „chronischer" Angina pectoris (n = 1398). Unter den Patienten mit angiographisch dokumentierter koronarer Herzkrankheit waren keine signifikanten Unterschiede zwischen den Überlebensraten von Patienten mit Recent-onset-Angina bzw. solchen mit stabiler Angina pectoris auszumachen (1-Jahres-Überlebensrate bei Recent-onset-Angina 97%, bei stabiler Angina pectoris 98%). Allerdings wurde bei 16% der Patienten mit Recent-onset-Angina, dagegen nur bei 7% der Patienten mit stabiler Angina pectoris ein kardiales Ereignis (nicht-tödlicher Myokardinfarkt oder Tod) registriert [31].

B. Faktoren, welche den natürlichen Verlauf beeinflussen

Koronarmorphologie und linksventrikuläre Funktion

Bei instabiler Angina-pectoris-Symptomatik findet sich in ca. 10% der Fälle eine hochgradige (mehr als 75%ige) Stenose des Hauptstammes der linken Koronararterie [1, 14]. Ansonsten sind bei Patienten mit instabiler Angina pectoris koronare 1-, 2- und 3-Gefäßerkrankungen in gleicher Häufigkeit vertreten wie bei der stabilen Angina; ca. 2/3 der Patienten weisen eine koronare Mehrgefäßerkrankung auf [19]. Bei konservativer medikamentöser Therapie liegt die jährliche Mortalität der hochgradigen, >75%igen Hauptstammstenose der linken Koronararterie schon bei stabiler Angina bei 20–30% [19]; bei instabiler Symptomatik steigt sie noch weiter an [33].

Neben der höhergradigen Hauptstammstenose der linken Koronararterie hat sich die eingeschränkte linksventrikuläre Funktion als ein weiterer prognostisch ungünstiger Faktor bei Patienten mit instabiler Angina pectoris herausgestellt [29]. Plotnick und Conti [29] führten bei 32 Patienten mit instabiler Angina pectoris eine prospektive Studie über 48 Monate durch, wobei hämodynamische und angiographische Daten sowie die Mortalitäts- und Infarktrate ermittelt wurden. Bei Patienten mit eingeschränkter linksventrikulärer Funktion (Auswurffraktion <50%, n = 11) lag die 1-Jahresmortalität bei 18%, im Vergleich zu 9,5% bei Patienten mit normaler linksventrikulärer Funktion (n = 21). Nach 3 Jahren war die Mortalitätsziffer der Patienten mit eingeschränkter linksventrikulärer Funktion auf 36% angestiegen, wohingegen diejenige der Patienten mit normaler Auswurffraktion bei 9,5% verblieb. Patienten mit linksventrikulärer Auswurffraktion <30% und enddiastolischem Volumenindex >125 cm^3/m^2 lag die 1-Jahresmortalität bei 29% und die 3-Jahresmortalität bei 57%. Ein nicht-tödlicher Myokardinfarkt wurde in der 48-monatigen Beobachtungsperiode bei 27% der Patienten mit eingeschränkter linksventrikulärer Funktion, jedoch nur bei 14% der Patienten mit normaler Pumpfunktion beobachtet. Aus diesen Daten ergibt sich die Schlußfolgerung, daß medikamentös behandelte Patienten mit instabiler Angina pectoris und noch normaler linksventrikulärer Funktion eine bessere Prognose als Patienten mit instabiler Angina und eingeschränkter Pumpfunktion aufweisen.

Passagere Myokardischämien

a) Anamnese und klinische Befunde

In einer retrospektiven Studie an 158 Patienten mit instabiler Angina pectoris konnten Heng et al. [11] zeigen, daß Patienten mit persistierenden pektanginösen Beschwerden, die länger als 24 Stunden anhielten, und Patienten ohne Hinweise auf frühere ischämische Attacken und Myokardinfarkte eine schlechtere Kurzzeitprognose während der Hospitalphase (Tod oder akuter Myokardinfarkt) aufwiesen. Arterielle Hypertonie und Zigarettenkonsum hatten keinen signifikanten Einfluß auf die Kurzzeitprognose. In derselben Studie wurden auch Daten über die Langzeitprognose der instabilen Angina pectoris ermittelt: Lebensalter >60 Jahre, Vergrößerung des Herz-Thoraxquotienten und Vorhandensein einer Lungenstauung waren mit einer schlechteren Langzeitprognose assoziiert [11].

b) *Langzeit-EKG*

In mehreren Studien [9, 10, 13, 23] konnte nachgewiesen werden, daß das Auftreten (vorwiegend stummer) ischämischer Episoden bei Patienten mit instabiler Angina pectoris (Recent-onset-, Crescendo- und Ruheangina) ein erhöhtes Risiko kardialer Komplikationen (Myokardinfarkt, Notwendigkeit einer Revaskularisationsmaßnahme) mit sich bringt (Tabelle 3). Gottlieb und Mitarbeiter [9] berichteten, daß 37 von 70 Patienten, die wegen Ruheangina auf der Intensivstation stationär aufgenommen und mit Beta-Rezeptorenblockern, Nitraten und Kalzium-Antagonisten behandelt worden waren, häufige und prolongierte stumme ischämische Episoden (Langzeit-EKG, Median 20 Minuten pro Episode) aufwiesen. Bei Patienten mit im Langzeit-EKG dokumentierter stummer Ischämie war die kardiale Komplikationsrate (akuter Myokardinfarkt bzw. aortokoronare Not-Bypass-Operation) mit 43% nach einem Monat signifikant höher als bei Patienten ohne ischämische Episoden im Langzeit-EKG (12%). Patienten mit der längsten Gesamt-Ischämiedauer waren am stärksten gefährdet; eine Multivarianzanalyse ermittelte mit dem Langzeit-EKG nachgewiesene Ischämieperioden als die wichtigsten voraussagenden Faktoren für die 1-Monat-Kurzzeitprognose [9]. Nach 2 Jahren wurde bei Patienten mit dokumentierten stummen Ischämieepisoden ein deutlich vermehrtes Auftreten von Myokardinfarkten und Todesfällen (27%) im Vergleich zu Patienten ohne stumme Ischämieperioden beobachtet (3%, $p < 0{,}01$) [10].

Tabelle 3 Prognostische Bedeutung des Langzeit-EKG's bei instabiler Angina

	mit Episoden (%)	Myokardinfarkte (%) mit vs ohne ST
Johnson (1982)	18	19 vs 0
Gottlieb (1986)	53	16 vs 3
Nademanee (1987)	59	17 vs 0
Gottlieb (1988) (2 Jahre)		27 vs 3

c) *Radionuklidstudien*

Reversibel ischämische Myokardregionen lassen sich im Myokard-Szintigramm bei Verwendung in erster Linie flußabhängiger Tracer als Areale mit verminderter Nuklidbelegung identifizieren. Bei Patienten mit instabiler Angina pectoris jedoch konnte gelegentlich bei Vorliegen hochgradiger Koronararterienstenosen nach intravenöser Applikation von Rubidium-81 in der stenoseabhängigen Myokardregion eine Zunahme der regionalen Krypton-81m-Aktivität nachgewiesen werden [43]. Eigene Beobachtungen weisen darauf hin, daß bei diesen Patienten ein erhöhtes Risiko kardialer Komplikationen während der Hospitalphase besteht.

Mikroinfarkte

Patienten mit instabiler Angina pectoris weisen in einem hohen Prozentsatz Myosinleichtketten im Serum als Zeichen eines Mikroinfarktes auf. So konnte von Katus und Mitarbeitern [15] gezeigt werden, daß bei 22 von 42 (= 52%) konsekutiv erfaßten Patienten mit Ruheangina während der Hospitalphase kardiale Myosinleichtketten im Serum auftraten. Bei 17 dieser Patienten wurde eine protrahierte Freisetzung von Myosinleichtketten bis zum 4. Tag nach stationärer Aufnahme beobachtet; bei 7 Patienten waren die Myosinleichtketten lediglich während der ersten 24 Stunden nachweisbar. Nach Verlust der Membranintegrität, wie sie unter Ischämiebedingungen auftritt, wird zunächst nur der freie zytoplasmatische Leichtkettenpool in das Serum freigesetzt (28% der ungebundenen Leichtketten), während unter den gleichen Bedingungen bereits 68% der zytoplasmatischen Kreatinphosphokinase freigesetzt werden. Erst wenn die Myokardzelle irreversibel geschädigt ist, werden die strukturgebundenen Myosinleichtketten unter dem Einfluß von proteolytischen Enzymen und der pH-Verschiebung von den Myosinschwerketten abdissoziiert und kontinuierlich freigesetzt [3, 32].

Die Serumkonzentrationen der im Zuge eines Mikroinfarktes bei Patienten mit Ruheangina freigesetzten kardialen Myosinleichtketten können mit Hilfe eines Radioimmunoassays bestimmt werden [16]. Bei allen 5 Patienten mit Ruheangina, die während des stationären Aufenthaltes einen transmuralen Myokardinfarkt erlitten, wurden mindestens 28 Stunden vor der Diagnosestellung des Infarktes mittels EKG- und konventioneller Serumenzymkriterien (CPK) Myosinleichtketten im Serum nachgewiesen [15]. Andererseits wurde bei 20 Patienten ohne zirkulierende Myosinleichtketten weder ein Myokardinfarkt, noch ein Todesfall beobachtet [15]. Somit ermöglicht die Bestimmung der Myosinleichtketten im Serum die Identifizierung einer Untergruppe von Patienten mit Ruheangina, welche eine schlechtere Prognose aufweisen.

Gestörte Fließeigenschaften des Blutes

Patienten mit instabiler Angina pectoris weisen eine höhere Plasmaviskosität und Erythrozytenaggregation als Patienten mit stabiler Angina pectoris auf [25, 26]. Um die prognostische Bedeutung einer erhöhten Plasmaviskosität und Erythrozytenaggregation bei der instabilen Angina pectoris zu untersuchen, wurde prospektiv geprüft, ob es gehäuft zu ungünstigem klinischen Verlauf kommt, wenn bei stationärer Aufnahme die Viskosität $\eta > 1{,}38$ mPas bzw. die Zeitkonstante der Erythrozytenaggregation (korrigiert für η) $b > 0{,}5$ mPa ist. Insgesamt 60 Patienten mit instabiler Angina pectoris (Recent-onset-, Crescendo- und Ruheangina) wurden in diese Studie aufgenommen. Das Auftreten eines transmuralen Myokardinfarktes war bei $\eta > 1{,}38$ und $b > 0{,}5$ signifikant erhöht ($p < 0{,}005$): Innerhalb eines Monats nach Studieneintritt ereignete sich bei 6 von 13 Patienten mit $\eta > 1{,}38$ und bei 6 von 19 Patienten mit $b > 0{,}5$ mPa ein Myokardinfarkt, während bei den übrigen Patienten kein Myokardinfarkt auftrat [24]. Ferner waren symptomatische und asymptomatische Ischämieepisoden im Langzeit-EKG (trotz voller antianginöser Medikation für 12 Stunden) bei $\eta > 1{,}38$ mPas signifikant häufiger zu beobachten als bei $\eta < 1{,}38$ mPas ($p < 0{,}05$). Todesfälle traten nur bei Patienten mit erhöhter Plasmaviskosität und gesteigerter Erythrozytenaggregation auf [24]. Die Befunde belegen die prognostische Bedeutung der untersuchten hämorheologischen Parameter für den Verlauf der instabilen Angina pectoris.

C. Medikamentöse Therapie

Das Ziel der medikamentösen Therapie der instabilen Angina pectoris ist die Beseitigung der pektanginösen Beschwerden und die Verbesserung der schlechten Prognose des Spontanverlaufs der Erkrankung. Während Studien vor 1970 bei Patienten mit instabiler Angina pectoris eine Myokardinfarktrate von 21–80% und eine Mortalitätsrate von 1–60% ergaben, wurde in neueren Studien – bei Verwendung von Nitraten, Beta-Rezeptorenblockern und Kalzium-Antagonisten – eine Infarktrate von 7–15% und eine Mortalitätsrate von 1–2% beobachtet. In der Tabelle 4 sind die Angriffspunkte der bei der medikamentösen Therapie der instabilen Angina pectoris verwendeten Substanzen aufgelistet. Der partiell okkludierende Thrombus wird mit Hilfe von Thrombozyten-Aggregationshemmern und thrombolytisch wirksamen Substanzen angegangen; die Gefäßwandmotilität wird durch Nitrate und Kalzium-Antagonisten (Gefäßdilatation) beeinflußt. Der myokardiale Sauerstoffverbrauch wird durch Beta-Rezeptoren-

Tabelle 4 Angriffspunkte der medikamentösen Therapie bei instabiler Angina

1. *Partiell okkludierender Thrombus*
   Thrombozyten-Aggregationshemmer, Antikoagulantien, thrombolytisch wirksame Substanzen
2. *Gefäßwandmotilität*
   Nitrate; Kalzium-Antagonisten
3. *Myokardialer Sauerstoffverbrauch*
   Beta-Rezeptorenblocker; Nitrate; Kalzium-Antagonisten
4. *Koronare Leitungsarteriolen*
   Kalzium-Antagonisten; Nitrate

blocker, Nitrate und vor allem frequenzsenkende Kalzium-Antagonisten herabgesetzt, die koronaren Leitungsarteriolen werden durch Kalzium-Antagonisten und Nitrate erweitert [36, 37].

Nitrate

Obwohl langjährige klinische Erfahrungen zeigen, daß die pektanginösen Beschwerden bei Patienten mit instabiler Angina pectoris durch oral bzw. intravenös verabreichte Nitrate positiv beeinflußt werden können, ist ein Einfluß auf die Prognose in keiner größeren Untersuchung dokumentiert worden.

Beta-Rezeptorenblocker

Entgegen früheren Befürchtungen, daß Beta-Rezeptorenblocker durch Erhöhung des Koronargefäßtonus eine Zunahme der pektanginösen Beschwerden bewirken könnten, konnte in mehreren Studien ein positiver therapeutischer Effekt bei Patienten mit instabiler Angina pectoris aufgezeigt werden, auch in prognostischer Hinsicht. So wurden Häufigkeit und Dauer symptomatischer und stummer ischämischer Episoden durch den nicht-selektiven Beta-Rezeptorenblocker Propranolol (160–320 mg/Tag), der zusätzlich zu Nitraten und Nifedipin verabreicht wurde, deutlich vermindert [8]. Durch intravenöse Verabreichung eines nichtselektiven (Propranolol) [27] bzw. eines kardioselektiven Beta-Rezeptorenblockers (Atenolol) [42] konnte in einem großen Teil der Fälle die Progression von „drohendem“ in „definitiven“ Myokardinfarkt aufgehalten werden: Nur 55% der Patienten mit drohendem Myokardinfarkt entwickelten nach intravenöser Gabe von Propranolol (0,1 mg/kg) einen akuten transmuralen Infarkt (Kontrollgruppe 96%) [27]; nach intravenöser Gabe von Atenolol (5 mg) trat nur bei 49% der Patienten mit drohendem Myokardinfarkt ein transmuraler Infarkt auf (Kontrollgruppe 66%) [42]. Nach oraler Verabreichung von Metoprolol (2 mal 100 mg) war das Risiko einer erneuten ischämischen Attacke und eines akuten Myokardinfarktes während eines 48stündigen Beobachtungsintervalls signifikant vermindert [12].

Kalzium-Antagonisten

Aufgrund von Hinweisen, daß eine Zunahme des Koronargefäßtonus bis hin zum Spasmus eine wesentliche pathogenetische Bedeutung bei der Zunahme der Beschwerdesymptomatik bei Patienten mit instabiler Angina pectoris besäße, wurde die Nitrat- und Beta-Rezeptorenblockertherapie durch Kalzium-Antagonisten ergänzt. Es stellte sich jedoch heraus, daß im Vergleich zu einer Monotherapie mit einem Beta-Rezeptorenblocker (Propranolol) Diltiazem hinsichtlich

Infarkt- und Todesrate, ferner der Notwendigkeit einer aorto-koronaren Bypass-Operation und Symptomatik keinen Vorteil [35], die Verabreichung von Nifedipin sogar ungünstige Effekte hinsichtlich kardialer Ereignisse (Myokardinfarkt, Tod) erbrachte [12]. Günstige Wirkungen bezüglich der Prognose von Patienten mit instabiler Angina pectoris konnten lediglich mit Verapamil (320–480 mg/Tag) [21, 28] und mit Nifedipin in Kombination mit anderen antianginösen Substanzen aufgezeigt werden [4, 12, 22]. Die zusätzliche Gabe von Nifedipin (40–80 mg/Tag) konnte nur dann die Prognose von Patienten mit instabiler Angina pectoris verbessern, wenn Nitrate und Beta-Rezeptorenblocker ineffektiv waren [12].

Antikoagulantien und Thrombozyten-Aggregationshemmer

Trotz Fehlens eines antianginösen Effektes konnte mit Hilfe von Heparin und Thrombozyten-Aggregationshemmern die Prognose der medikamentösen Therapie der instabilen Angina pectoris deutlich verbessert werden. In einer doppelblinden, randomisierten, plazebokontrollierten Studie an Patienten mit Ruheangina konnte aufgezeigt werden, daß nach 1wöchiger Gabe von Heparin nur einer von 51 Patienten (= 2%), in der Plazebogruppe jedoch 9 von 54 Patienten mit Ruheangina (= 17%) einen transmuralen Myokardinfarkt erlitten ($p = 0{,}024$) [34]. Weiterhin konnte in zwei größeren Studien mit Thrombozyten-Aggregationshemmern (Azetylsalizylsäure) nachgewiesen werden, daß bei Patienten mit instabiler Angina pectoris das Risiko, einen akuten Myokardinfarkt oder einen plötzlichen Herztod zu erleiden, für einen Zeitraum von 12 Wochen bzw. 2 Jahren um 51% verringert werden kann [5, 18]. Die Inzidenz des nichttödlichen Myokardinfarktes war bei Patienten, welche mit Azetylsalizylsäure behandelt worden waren, ebenfalls um 51% reduziert [18]. Diese prognostisch günstigen Effekte wurden mit Azetylsalizylsäuredosierungen von 324 mg/Tag bzw. 4 mal 325 mg/Tag erzielt [5, 18]. Ob niedrigere Dosierungen (bis 100 mg/Tag) denselben prognostisch günstigen Effekt bewirken, ist bisher noch nicht erwiesen. Ebenso sind noch keine Daten vorhanden, welche einen prognostisch günstigen Effekt einer thrombolytischen Therapie bei Patienten mit instabiler Angina pectoris belegen.

D. Chirurgische Intervention

In mehreren Studien konnte kein Vorteil einer chirurgischen Behandlung der instabilen Angina pectoris im Vergleich zu intensiver medikamentöser Therapie nachgewiesen werden [30, 38]. Überraschenderweise hatte sich sogar in der Untersuchung der National Cooperative Study Group [38] herausgestellt, daß bei chirurgisch behandelten Patienten mit instabiler Angina pectoris ein postoperativer, nichttödlicher Myokardinfarkt signifikant häufiger (17%) als bei medikamentöser Therapie (8%) auftrat ($p < 0{,}005$). Ähnliche Ergebnisse wurden von Pugh und Mitarbeitern mitgeteilt [30].

In einer multizentrischen, randomisierten, prospektiven Studie an 468 Patienten mit instabiler Angina pectoris konnte von Luchi und Mitarbeitern [20] ebenfalls kein Unterschied in der Prognose zwischen chirurgisch und medikamentös behandelten Patienten aufgezeigt werden: Die 2-Jahresüberlebensrate in beiden Gruppen war statistisch nicht signifikant verschieden; ferner trat ein nichttödlicher Myokardinfarkt bei 11,7% der chirurgisch und bei 12,2% der medikamentös behandelten Patienten auf. Bei Berücksichtigung lediglich derjenigen Patienten mit eingeschränkter linksventrikulärer Funktion jedoch ergab sich ein signifikanter Unterschied ($p = 0{,}03$): Patienten, bei welchen eine aorto-koronare Bypass-Operation durchgeführt worden war, wiesen im Vergleich zu medikamentös behandelten Patienten mit instabiler Angina pectoris eine signifikant niedrigere 2-Jahres-Mortalität auf [20]. Somit läßt sich aus diesen Daten lediglich für Patienten mit eingeschränkter linksventrikulärer Funktion nach chirurgischer Intervention eine bessere Prognose als für medikamentös behandelte Patienten mit instabiler Angina pectoris ableiten.

Literatur

[1] Alison, H. W., R. O. Russell, J. A. Mantle et al.: Coronary anatomy and arteriography in patients with unstable angina pectoris. Am. J. Cardiol. **41** (1978) 204–209.

[2] Bertolasi, C. A., J. E. Trongé, C. A. Carreno et al.: Unstable angina – prospective and randomized study of its evolution, with and without surgery. Am. J. Cardiol. **33** (1974) 201–208.

[3] Bird, J. W. C., J. H. Carter, R. E. Triemer et al.: Proteinases in cardiac and skeletal muscle. Fed. Proc. **39** (1980) 20–25.

[4] Blaustein, A. S., G. V. Heller, B. S. Kolman: Adjunctive nifedipine therapy in high-risk, medically refractory, unstable angina pectoris. Am. J. Cardiol. **52** (1983) 950–954.

[5] Cairns, J. A., M. Gent, J. Singer et al.: Aspirin, sulfinpyrazone, or both in unstable angina. Results of a Canadian multicenter trial. N. Engl. J. Med. **313** (1985) 1369–1375.

[6] Fulton, M., B. Duncan, W. Lutz et al.: Natural history of unstable angina. Lancet **I** (1972) 860–865.

[7] Gazes, P. C., E. M. Mobley, Jr., H. M. Faris, Jr. et al.: Preinfarctional (unstable) angina – a prospective study – ten year follow-up. Circulation **48** (1973) 331–337.

[8] Gottlieb, S. O., M. L. Weisfeldt, P. Ouyang et al.: Effect of the addition of propranolol to therapy with nifedipine for unstable angina pectoris: a randomized, double-blind, placebo-controlled trial. Circulation **73** (1986) 331–337.

[9] Gottlieb, S. O., M. L. Weisfeldt, P. Ouyang et al.: Silent ischemia as a marker for early unfavorable outcomes in patients with unstable angina. N. Engl. J. Med. **314** (1984) 1214–1219.

[10] Gottlieb, S. O., M. L. Weisfeldt, P. Ouyang et al.: Silent ischemia predicts infarction and death during 2 year follow-up of unstable angina pectoris. J. Am. Coll. Cardiol. **10** (1987) 756–760.

[11] Heng, M. K., R. M. Norris, B. N. Singh et al.: Prognosis in unstable angina. Br. Heart J. **38** (1976) 921–925.

[12] Report of the Holland Interuniversity Nifedipine/Metoprolol Trial (HINT) Research Group: Early treatment of unstable angina in the coronary care unit: a randomised, double blind, placebo controlled comparison of recurrent ischaemia in patients treated with nifedipine or metoprolol or both. Br. Heart J. **56** (1986) 400–413.

[13] Johnson, S. M., D. R. Mauritson, M. D. Winniford et al.: Continuous electrocardiographic monitoring in patients with unstable angina pectoris: identification of high-risk subgroup with severe coronary disease, variant angina, and/or impaired early prognosis. Am. Heart J. **103** (1982) 4–12.

[14] Kasparian, H., L. Wiener, A. Scariato: Coronary arteriography in patients with impending and evolving myocardial infarction. Cardiovasc. Clin. **7** (1975) 143.

[15] Katus, H. A., K. W. Diederich, E. Hoberg et al.: Circulating cardiac myosin light chains in patients with angina at rest: Identification of a high risk subgroup. J. Am. Coll. Cardiol. **11** (1988) 487–493.

[16] Katus, H. A., J. Hurrell, G. Matsueda et al.: Increased specificity in human cardiac myosin radioimmunoassays utilizing two monoclonal antibodies in a double sandwich assay. J. Mol. Immunol. **19** (1982) 451–455.

[17] Krauss, K. R., A. M. Hutter, Jr. et al: Acute coronary insufficiency: course and follow-up. Circulation **45–46** (Suppl. I) (1972) 66–71.

[18] Lewis, H. D., Jr., J. W. Davis, D. G. Archibald et al.: Protective effects of aspirin against acute myocardial infarction and death in men with unstable angina. Results of a Veterans Administration Cooperative Study. N. Engl. J. Med. **309** (1983) 396–403.

[19] Lichtlen, P. R.: Klinik, Diagnostik und Therapie der unstabilen Angina pectoris. Internist **21** (1980) 636–645.

[20] Luchi, R. J., S. M. Scott, R. H. Deupree et al.: Comparison of medical and surgical treatment for unstable angina pectoris. Results of a Veterans Administration Cooperative Study. N. Engl. J. Med. **316** (1987) 977–984.

[21] Mehta, J., C. J. Pepine, M. Day et al.: Short-term efficacy of oral verapamil in rest angina: A double-blind placebo controlled trial in CCU patients. Am. J. Med. **71** (1981) 977–982.

[22] Muller, J. E., J. Morrison, P. H. Stone et al.: Nifedipine therapy for patients with threatened and acute myocardial infarction: a randomized, double-blind, placebo-controlled comparison. Circulation **69** (1984) 740–747.

[23] Nademanee, K., V. Intrarachot, P. N. Singh et al.: Prognostic significance of silent myocardial ischemia in patients with unstable angina. J. Am. Coll. Cardiol. **10** (1987) 1–9.

[24] Neumann, F. J., E. Hoberg, H. A. Katus et al.: Prognostische Bedeutung von Plasmaviskosität und Erythrozytenaggregation bei instabiler Angina pectoris. Z. Kardiol. (1989, im Druck).

[25] Neumann, F. J., H. Tillmanns, S. Hoffmann-Kuscaty et al.: Hämorheologische Veränderungen bei Patienten mit koronarer Herzkrankheit: Beziehung zu Symptomatik und angiographischem Schweregrad. Z. Kardiol. **75** (Suppl. 1) (1986) 45.

[26] Neumann, F. J., H. Tillmanns, P. Roebruck et al.: Hämorheologische Veränderungen bei Patienten mit instabiler Angina pectoris. Z. Kardiol. **77** (Suppl. 1) (1988) 54.

[27] Norris, R. M., E. D. Clarke, N. L. Sammel et al.: Protective effect of propranolol in threatened myocardial infarction. Lancet **2** (1978) 907–909.

[28] Parodi, O., A. Maseri, I. Simonetti: Management of unstable angina at rest by verapamil: A double-blind cross-over study in coronary care unit. Br. Heart J. **41** (1979) 167–174.

[29] Plotnick, G. D., C. R. Conti: Unstable angina: Angiography, short- and long-term morbidity, mortality and symptomatic status of medically treated patients. Am. J. Med. **63** (1977) 870–873.

[30] Pugh, B., M. R. Platt, L. J. Mills et al.: Unstable angina pectoris: A randomized study of patients treated medically and surgically. Am. J. Cardiol. **41** (1978) 1291–1298.

[31] Roberts, K. B., R. M. Califf, F. E. Harrell, Jr. et al.: The prognosis for patients with new-onset angina who have undergone cardiac catheterization. Circulation **68** (1983) 970–978.

[32] Smitherman, T. C., D. W. Dycus, E. G. Richards: Dissociation of myosin light chains and decreased myosin ATPase activity with acidification of synthetic myosin filaments: possible clues to the fate of myosin in myocardial ischemia and infarction. J. Mol. Cell. Cardiol. **12** (1980) 149–164.

[33] Takaro, T., H. N. Hultgren, M. J. Lipton et al.: The Veterans Administration cooperative randomized study of surgery for coronary arterial occlusive disease. II. Subgroups with significant left main lesions. Circulation **54** (1976) III–107.

[34] Telford, A. M., C. Wilson: Trial of heparin versus atenolol in prevention of myocardial infarction in intermediate coronary syndrome. Lancet **I** (1981) 1225–1228.

[35] Théroux, P., Y. Taeymans, D. Morissette et al.: A randomized study comparing propranolol and diltiazem in the treatment of unstable angina. J. Am. Coll. Cardiol. **5** (1985) 717–722.

[36] Tillmanns, H., F. J. Neumann, N. Parekh et al.: The effect of calcium antagonists (nifedipine, verapamil) on the microcirculation of the normal and ischemic heart. Prog. appl. Microcirc. **14** (1989) 40–51.

[37] Tillmanns, H., M. Steinhausen, H. Leinberger et al.: The effect of coronary vasodilators on the microcirculation of the ventricular myocardium. In: H. Tillmanns, W. Kübler, H. Zebe (eds.): Microcirculation of the heart – theoretical and clinical problems, pp. 305–311. Springer, Berlin–Heidelberg–New York 1982.

[38] Unstable angina pectoris: National Cooperative Study Group to compare surgical and medical therapy. II. In-Hospital experience and initial follow-up results in patients with one, two and three vessel disease. Am. J. Cardiol. **42** (1978) 839–848.
[39] Vakil, R. J.: Pre-infarction syndrome – management and follow-up. Am. J. Cardiol. **14** (1964) 55–63.
[40] Watkins, J. C., R. O. Russell, C. E. Rackley: Follow-up of unstable angina in a myocardial infarction research unit. Circulation **46** (Suppl. II) (1972) II–23.
[41] Wood, P.: Acute and subacute coronary insufficiency. Br. Med. J. **1** (1961) 1779–1782.
[42] Yusuf, S., R. Peto, D. Bennett et al.: Early intravenous atenolol treatment in suspected acute myocardial infarction. Preliminary report of a randomised trial. Lancet **II** (1980) 273–276.
[43] Zimmermann, R., H. Tillmanns, A. Ernst et al.: Noninvasive detection of reduced regional myocardial blood flow at rest in patients with unstable angina: Increased regional Krypton-81m concentration after i. v. injection of Rubidium-81 (im Druck).

Diskussion

Roskamm: Vielen Dank, Herr Tillmanns, wir diskutieren diesen Vortrag mit Ausnahme des letzten Teils bezüglich der Operation; dieses Thema wird heute nachmittag noch einmal im Detail diskutiert werden.

Vorweg möchte ich noch folgendes hinzufügen: Bezüglich des Managements der dritten Gruppe mit Ruheangina, insbesondere Aufnahme auf einer Intensivstation und so weiter, bestehen wohl keine wesentlichen Meinungsunterschiede. Aber wie ist die Situation für die beiden ersten Gruppen, die De-Novo-Angina und Crescendoangina? Als Beispiel: Jemand kommt und sagt: „Ich habe vor 3–4 Tagen zum ersten Mal einen Brustschmerz bei körperlicher Belastung verspürt", oder er sagt: „Meine bekannte Angina pectoris wird deutlich stärker." Was soll nun der praktische Arzt mit diesem Patienten machen, soll er ihn jetzt stationär einweisen, oder hat er noch Zeit abzuwarten? Könnten Sie bitte noch etwas dazu sagen?

Tillmanns: Nehmen wir als Beispiel für den Typ I, d. h. die Recent-onset-Angina einen 35-jährigen Mann, der vor 4 Wochen zum ersten Mal einen typischen pectanginösen Schmerzanfall bei einer körperlichen Belastung bekommen hat und jetzt wiederholt belastungsabhängige präkordiale Beschwerden angibt, jetzt momentan allerdings nicht zunehmend. Diesen Patienten haben Sie trotz fehlender Zunahme der Symptomatik als instabile Angina Typ I zu betrachten und sollten ihn umgehend einer Klinik zuweisen; vorteilhaft wäre es, ihn in eine Klinik zu überweisen, wo er auch kardiologisch weiterbetreut werden kann. Der Patient gehört in diesem Stadium in die Hände des Internisten bzw. eines Kardiologen. Man sollte während des stationären Aufenthaltes zunächst versuchen, den Patienten medikamentös zu stabilisieren; nach dieser sogenannten „Cool-off-Periode" sollte eine invasive kardiologische Diagnostik (Koronarangiographie) durchgeführt werden. Ist der Patient dagegen medikamentös in der Initialphase nicht zu stabilisieren, so sollte baldmöglichst eine Koronarangiographie und evtl. Koronarangioplastie durchgeführt werden. Beim Patienten mit einer Crescendoangina würde ich genauso verfahren, d. h. zuerst Versuch der medikamentösen Stabilisierung, anschließend invasive Diagnostik.

Insgesamt gesehen, gehört der Patient mit instabiler Angina pectoris in die Hände eines Internisten bzw. Kardiologen, der dann die Entscheidung des Zeitpunktes der invasiven Diagnostik hinsichtlich des Ansprechens auf die medikamentöse Therapie fällen kann. Es besteht natürlich kein Grund, einen Patienten mit einer Crescendoangina, jedoch einem normalen Ruhe-EKG, an demselben Tag invasiv zu untersuchen, sondern dieser Patient sollte zunächst mit Nitraten, Beta-Blockern, evtl. auch mit Kalzium-Antagonisten und Thrombozyten-Aggregationshemmern ausreichend versorgt werden. Ist er jedoch unter diesem therapeutischen Regime an demselben Tage nicht beschwerdefrei zu bekommen oder treten neue EKG-Veränderungen unter Ruhebedingungen auf, z. B. ST-Senkungen oder T-Negativitäten, so sollte man noch am gleichen Tag invasiv werden und versuchen, die Koronarmorphologie abzuklären, evtl. auch in demselben Arbeitsgang eine perkutane transluminale Koronarangioplastie durchzuführen.

Roskamm: Ich möchte noch einmal auf die instabile Angina Typ I zurückkommen. Zur Frage stationäre Überweisung oder ambulante Überweisung: Es gibt z. B. auch Patienten mit Crescendo-Angina-pectoris, bei denen Sie als praktischer Arzt sehr wohl Gründe für das „Crescendo" nachweisen können. Der Patient hat z. B. plötzlich einen hohen Blutdruck, exzessiv hohen Blutdruck oder eben andere Gründe, hat die Medikamente nicht ordentlich genommen etc.

Tillmanns: Wenn wir einen Patienten mit arterieller Hypertonie vor uns haben, der sonst eine stabile Angina pectoris aufweist, der aber jetzt zu uns mit Zunahme der Symptomatik bei sehr hohem Blutdruck kommt, so muß man ihn natürlich nicht stationär aufnehmen, wenn bei Senkung des Blutdrucks in den Normalbereich die präkordiale Beschwerdesymptomatik verschwindet und das Ruhe-EKG keine Veränderungen aufweist. Kann man ganz klar eine zeitliche Abhängigkeit zwischen dem Auftreten des hohen Blutdrucks und dem Auftreten der praecordialen Beschwerden nachweisen, so ist eine sofortige stationäre Einweisung sicher nicht erforderlich. Hier ist eine ambulante Abklärung ausreichend. Ist jedoch in dem Beschwerdebild des Patienten eine Dynamik zu erkennen, welche nicht auf eine zugrunde liegende weitere Erkrankung, z. B. eine Anämie, auch Fieber, erhöhten Blutdruck oder eine Schilddrüsenüberfunktion zurückgeführt werden kann, so nehmen wir in Heidelberg den Patienten stationär auf, insbesondere dann, wenn Kammerendteilveränderungen im Ruhe-EKG vorhanden sind.

Frage: Mein Alltag ist primär der eines Internisten mit gastroenterologischem Schwerpunkt, zusammen mit einem Sozius, in einer normalen 100 Betten-Abteilung. Zu uns kommen öfter solche Patienten mit instabiler Angina pectoris. Müssen wir Kardiologen sein, um sie zu behandeln? Darf der allgemeine Internist die initiale medikamentöse Behandlung übernehmen, d. h. die medikamentöse Stabilisierung versuchen, und entscheiden, ob und wann er koronarangiographiert werden muß?

Tillmanns: Selbstverständlich können Sie als Internist, auch wenn Sie kein Kardiologe sind, die primäre medikamentöse Therapie beginnen und auch beurteilen, ob und wann der Patient invasiv weiter diagnostiziert werden soll.

Forum: Zur stummen Ischämie: Sie haben erwähnt, daß Patienten mit stabiler Angina pectoris eine wesentlich schlechtere Prognose haben, insbesondere bei stummer Ischämie nach Infarkt. Heißt das auch, daß jeder Patient mit einer stummen Ischämie auch unbedingt angiographiert werden muß? Hierüber gibt es ja verschiedene Meinungen.

Tillmanns: Auf diese Frage möchte ich jetzt nicht näher eingehen; das ist das Thema von Herrn von Arnim, der im Laufe des weiteren Vormittags sich noch mit diesem Thema befassen wird.

Frage: Zur Myosin-Bestimmung: Was hat das damit wirklich auf sich? Wir sind z. Z. dabei, diese Bestimmung einzuführen. Bisher haben wir aber keine vernünftige Literatur darüber gefunden, was es nun für uns an zusätzlichen Erkenntnissen bringt. Lohnt es sich, die Myosin-Bestimmung in einer mehr allgemein orientierten Klinik oder auch in einer kardiologischen Abteilung einzuführen?

Tillmanns: Der Stellenwert der Myosin-Leichtkettenbestimmung in der Diagnostik der instabilen Angina pectoris ist momentan noch schwer einzuschätzen. Der Myosin-Leichtketten-Assay, der bei uns von Herrn Katus durchgeführt wird, wurde in den Jahren 1986 bis 1988 mehrfach publiziert (z. B. J. of American College of Cardiology, 1987; American College of Cardiology, 1988). Es handelt sich dabei um einen Double-Sandwich-Assay mit monoklonalen Antikörpern. Ich glaube, daß die klinische Bedeutung der Myosin-Leichtketten-Bestimmung zunehmen wird, denn gerade bei den Patienten, bei denen im Laufe des klinischen Aufenthaltes nach versuchter medikamentöser Stabilisierung eine Notfall-PTCA erforderlich wurde, waren die höchsten Werte der Myosin-Leichtketten zu beobachten. Mit Hilfe der Myosin-Leichtketten-Bestimmung und der Krypton-81-m-Szintigraphie haben wir zusätzlich Parameter in der Hand, welche uns helfen können, den Verlauf einer instabilen Angina pectoris zu beurteilen.

Roskamm: Sind noch weitere Fragen vorhanden? Wenn nicht, dann möchte ich doch noch einmal auf die De-Novo-Angina-pectoris zurückkommen. Ich erlebe immer wieder, daß gerade hier sehr große Unsicherheit besteht. Ein Patient kommt z. B. in die Praxis und sagt: „Ich habe vor 6 Tagen zum ersten Mal bei irgendeiner körperlichen Tätigkeit retrosternalen Druck verspürt." Ich habe Sie am Anfang so verstanden, als ob Sie diesen Patienten sofort stationär einweisen wollten. Gibt es noch andere Möglichkeiten?

Tillmanns: Wie ich schon vorher gesagt habe, muß nicht jeder Patient mit einer De-Novo-Angina stationär aufgenommen werden. Aber ich bin trotzdem der

Meinung, daß ein Patient, der eine typische Angina pectoris angibt, bei dem wir den dringenden Verdacht haben, daß wirklich ein Ischämie-Schmerz konkret vorliegt, in die Hände eines Internisten oder Kardiologen gehört. Aufgrund der Anamnese, die natürlich suffizient sein muß, muß dann die Entscheidung gefällt werden, ob der Patient stationär aufgenommen werden sollte. Sind keine weiteren praedisponierenden Faktoren dabei, wie Anämie, arterielle Hypertonie, Fieber, Schilddrüsenüberfunktion etc., so empfehle ich zur Sicherheit eine stationäre Aufnahme des Patienten mit der De-Novo-Angina, zumal wir nicht wissen, ob bei dem Patienten nicht eine partielle Thrombose eines Koronargefäßes vorliegt, welche auch kurzfristig zum Myokardinfarkt hinführen kann. Ein typisches Beispiel für dieses Problem: Vor kurzem haben wir in unserer Abteilung einen 32-jährigen Mann gesehen, der 14 Tage vor der stationären Aufnahme in unsere Abteilung zum ersten Male einen pektanginösen Schmerzanfall verspürt hatte, damit die Kriterien einer De-Novo-Angina erfüllte. Im wesentlichen aber traten bei dem Patienten nur belastungsabhängige Schmerzen in den Handgelenken auf, sonst keine typischen pektanginösen Beschwerden mehr. Ein Internist hatte den Patienten ambulant gesehen, ihn mit antianginöser Medikation versorgt. 10 Tage später trat ein ausgedehnter Anteroseptal-Infarkt auf. Am Infarkttage wurde angiographisch eine hochgradige proximale Stenose des Ramus descendens anterior dokumentiert. – Insgesamt gesehen, liegt bei der De-Novo-Angina das Problem darin, daß wir eben nicht wissen, wo die Symptomatik hinläuft; es erscheint erforderlich, daß ein erfahrener Kollege sich den Patienten noch einmal ansieht, bevor man ihn wieder nach Hause läßt.

Roskamm: Vielleicht kann man die Prognose auch zusammenfassen mit dem Schlagwort, „es kann sehr viel passieren, aber es muß nicht unbedingt".

Stumme Ischämie bei instabiler Angina pectoris

Th. v. Arnim

Probleme der stummen Myokardischämie

Als stumme Ischämie sind Zustände definiert, in denen der Patient keine Angina pectoris oder Angina-pectoris-Äquivalente verspürt, obwohl mit objektiven Methoden Ischämiezeichen des Myokards nachzuweisen sind. Hierbei kommt es nicht darauf an, mit welcher Methode die Ischämiezeichen nachgewiesen werden. Am häufigsten kommt das Belastungs-EKG in Frage, aber auch szintigraphische oder echokardiographische Untersuchungen können stumme Myokardischämien nachweisen. Zu besonderem Interesse ist die stumme Myokardischämie dadurch gelangt, daß mit dem 24-h-Langzeit-EKG die Häufigkeit asymptomatischer Episoden unter Alltagsbedingungen nachgewiesen werden konnte [1, 2]. Verschiedene Untersuchungen haben inzwischen gezeigt, daß zwischen stummen Ischämieepisoden und solchen mit Angina-pectoris-Symptomatik keine wesentlichen Unterschiede in der Charakteristik der Ischämie bestehen, sondern daß sich die Frage, ob eine Ischämie mit oder ohne Schmerz abläuft, an anderer Stelle entscheidet. Auf dem Weg von ischämischem Myokard über die Rezeptoren der Nervenfasern, die Fortleitung im Rückenmark bis zur bewußten Wahrnehmung „Angina pectoris" können an sehr vielen unterschiedlichen Stellen Mechanismen wirksam werden, die eine Schmerzwahrnehmung behindern. Hierbei kommt, nach Arbeiten von Droste [3], den schmerzhemmenden Bahnen des Rückenmarks, wohl unter Einfluß von Endorphinen, eine besondere Bedeutung zu.

Die wesentliche Bedeutung der stummen Myokardischämie liegt in ihrer Belastung der Prognose. Hierbei ist nicht sicher, ob rezidivierende vorübergehende Ischämiezustände per se eine Schädigung des Myokards durch wiederholte Entstehung von kleinen Nekrosen fördern, oder ob stumme Ischämien nur ein Marker für eine besonders schwere und aktive koronare Herzkrankheit sind, bei der aber doch die Prognose durch später auftretende irreversible Ereignisse bestimmt wird. In zahlreichen Studien konnte der prognostische Voraussagewert eines pathologischen Belastungs-EKG auch bei asymptomatischen Patienten belegt werden [4, 5]. In einer eigenen Studie konnte bei Patienten mit stabiler Angina pectoris nachgewiesen werden, daß, neben dem besonders ausgeprägten

Nitroglycerin VI

prognostischen Einfluß des fixierten Koronarbefundes, der Nachweis von transienten Ischämieepisoden im Langzeit-EKG einen unabhängigen Prädiktor darstellt [6]. Das Problem der stummen Myokardischämie bei total asymptomatischen Patienten, die eigentlich noch gar keine Patienten sind, ist noch weitgehend ungelöst. Es lassen sich hier im wesentlichen zwei Gruppen von Patienten unterscheiden:

A. Patienten, die total asymptomatisch sind.
B. Patienten, bei denen die koronare Herzkrankheit bereits einmal durch Angina pectoris, Myokardinfarkt oder Z. n. Bypass-Operation manifest geworden ist.

In der einen Gruppe liegt eine sehr geringe Prävalenz von koronarer Herzkrankheit und dementsprechend auch von stummen Ischämien vor, in der anderen Gruppe kommen, wie die anderen Manifestationen der koronaren Herzkrankheit, sicher auch die stummen Episoden häufiger vor. Es lohnt sich deshalb eher, bei den Patienten der Gruppe „B“ nach stummen Myokardischämien zu suchen.

Studien zur stummen Ischämie bei instabiler Angina pectoris

Die instabile Angina pectoris ist ein Zeitraum im Verlauf einer koronaren Herzkrankheit, in dem für den Patienten gravierende prognostische Entscheidungen fallen. So ähnlich wie man sagen kann, daß noch nie ein Patient an einer stabilen Angina pectoris verstorben ist, so wichtig ist es, besonders in diesen akuten Zuständen die symptomatische Entwicklung des Patienten und seine objektiven Befunde stets kontrolliert im Auge zu haben. Entscheidungen zu einer Bypass-Operation fallen oft im wesentlichen im Hinblick auf eine beim Patienten trotz medikamentöser Therapie persistierende Symptomatik. Hier stellt sich die Frage, ob nicht auch asymptomatische Ischämien in ähnlicher Weise behandelt werden müßten. Es ist deshalb von Bedeutung, zu erkennen, ob neben den Angina-pectoris-Schmerzen beim Patienten mit instabiler Angina pectoris auch gehäuft stumme ischämische Episoden auftreten.

In einer Studie an 38 konsekutiven Patienten, die mit instabiler Angina pectoris auf unsere Intensivstation aufgenommen wurden, wurden über im Mittel 2,5 Tagen Langzeit-EKG zur ST-Segment-Analyse durchgeführt. Alle Patienten waren unter voller medikamentöser Therapie zumeist als Dreifach-Therapie von Beta-Blockern und Kalziumantagonisten und Nitraten, mit zusätzlicher intravenöser Heparingabe. Als Langzeit-EKG-System verwendeten wir das 2-kanalige Oxford FM Registriersystem und eine kontinuierliche visuelle Analyse. Hierbei wurden von jeder Episode ein Stück vor Beginn der Episode sowie Beginn und

Maximum der ST-Veränderungen und Ende aufgezeichnet und nur Episoden von mehr als 1 Minute Dauer mit mehr als 1 mm ST-Senkung bewertet. Nach diesen Kriterien waren bei 16 der 38 Patienten (42%) im Langzeit-EKG transiente Ischämieepisoden nachzuweisen. Diese Ischämieepisoden waren zu 80% nicht von Symptomen begleitet. Der Prozentsatz an stummen Ischämieepisoden an der Gesamtzahl der Ischämien ist bei diesen Patienten höher, als wir ihn in einer anderen Studie mit Patienten mit überwiegend stabiler Angina pectoris gefunden haben. Bei letzteren war der Prozentsatz der stummen Ischämieepisoden bei 65% gelegen. Bei einer kürzlich erschienenen Übersichtsarbeit findet auch Rozanski [7], daß vom Belastungs-EKG zum Langzeit-EKG unter ambulanten Bedingungen zum Langzeit-EKG unter stationären Bedingungen in der Klinik eine Steigerung des Prozentsatzes von stummen Ischämieepisoden zu erkennen ist. Die Ursache hierfür ist unklar, dürfte jedoch am ehesten in der

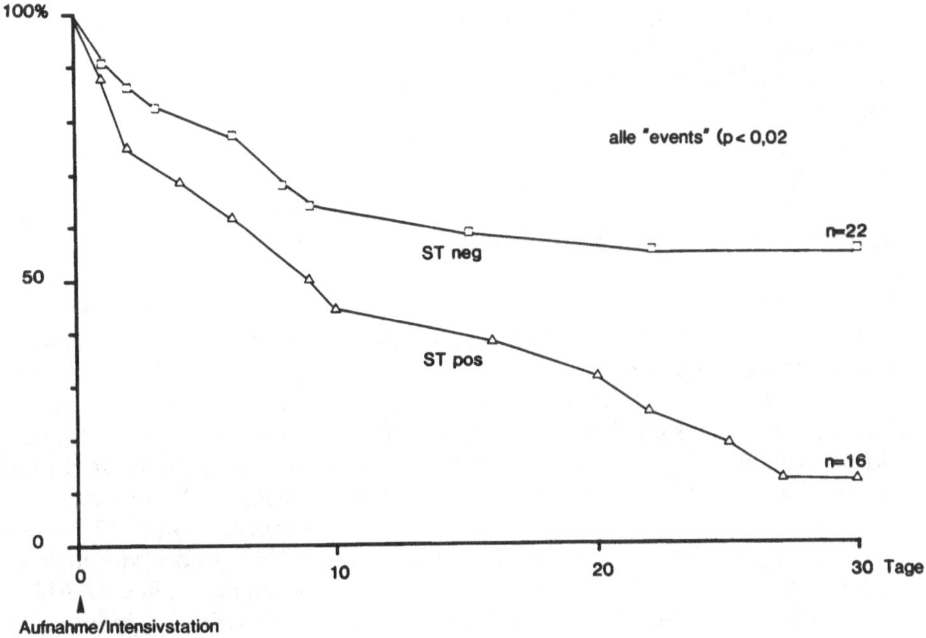

Abb. 1 Prognostische Bedeutung des Nachweises von vorübergehenden, überwiegend stummen Ischämien bei Patienten mit instabiler Angina pectoris. 38 konsekutive Patienten mit instabiler Angina pectoris auf unserer Intensivstation wurden über 2,5 Tage mit Langzeit-EKG überwacht. Patienten mit positivem Befund, das heißt Ischämie-Nachweis im Langzeit-EKG, hatten im Verlauf über 30 Tage signifikant gehäufte kardiale Ereignisse. Als solche „events" wurden gezählt: Tod, Myokardinfarkt, Notwendigkeit einer Bypass-Operation oder PTCA.

besonderen Erwartungssituation beim Belastungs-EKG und in der Situation schwerer erkrankter Patienten unter stationären Bedingungen liegen.

Prognostische Nachuntersuchungen der Patienten mit instabiler Angina pectoris nach Ablauf von 30 Tagen nach Aufnahme auf der Intensivstation zeigten, daß diese Patienten, die trotz intensiver medikamentöser Therapie noch Ischämieepisoden nachweisbar haben, eine belastete Prognose haben. Dieses Ergebnis ist signifikant, wenn als kardiale Ereignisse neben Tod und Myokardinfarkt auch die Notwendigkeit zur Bypass-Operation oder PTCA gewertet werden (Abb. 1). Für die kardialen Ereignisse Tod und Myokardinfarkt zeigt sich nur ein statistischer Trend.

Nahezu identische Ergebnisse konnten von Arbeitsgruppen in Baltimore [8] und Saint Louis [9] gefunden werden. Beide Autoren zeigen ebenfalls eine deutlich belastete Prognose derjenigen Patienten, die trotz intensiver medikamentöser Therapie nicht ischämiefrei geworden sind. Es sollten sich deshalb die therapeutischen Bemühungen bei Patienten mit instabiler Angina pectoris nicht ausschließlich auf Schmerzfreiheit, sondern nach Möglichkeit auf Ischämiefreiheit ausrichten.

Neuere methodische Entwicklungen

Die Dokumentation transienter Ischämieepisoden mit dem Langzeit-EKG hat zwar die o. g. prognostischen Erkenntnisse bzgl. der prognostischen Bedeutung stummer Ischämieepisoden nachgewiesen, für den praktischen klinischen Betrieb haben jedoch Langzeit-EKG-Geräte den Nachteil, daß ihre Auswertung in der Regel erst am nächsten Tag zur Verfügung steht, so daß die Verwendung von Akutinformation für eine therapeutische Entscheidungshilfe kaum in Frage kommt. Hier schafft ein neueres Gerät mit einem tragbaren EKG-Computer (Fa. Mortara, Milwaukee, USA) einen Fortschritt, in dem es erlaubt, 12-Kanal-EKG in vorgewählten Intervallen elektronisch zu speichern. In der Monitoringfunktion wird das EKG bzgl. der ST-Strecken-Überwachung in allen 12 Ableitungen alle 20 Sekunden kontrolliert und bei auffälligen EKG-Veränderungen auch automatisch eine EKG-Registrierung durchgeführt. Diese auf elektronischen Festspeichern dokumentierten EKG-Komplexe haben den Vorteil, daß sie jederzeit am Bett des Patienten auf Intensivstation abgerufen werden können, so daß während regelmäßiger Visiten eine Review-Funktion über die möglicherweise in der letzten Zeit abgelaufenen Ischämieepisoden möglich ist. In eigenen Untersuchungen konnten wir eine hohe Sensitivität und Spezifität dieser Art der EKG-Registrierung nachweisen [10]. Bzgl. der bettseitigen Dokumentationsmöglichkeit besteht noch Raum für Verbesserungen. Ein solches Vorgehen hätte jedoch den Vorteil, daß Ischämien bei den Patienten mit hoher Sensitivität bekannt werden, so daß dann auch direkt am Krankenbett akute Entscheidungen getroffen werden können, z. B. über den richtigen Zeitpunkt einer Koronarangiographie und eventuell interventionellen Therapie.

Literatur

[1] Deanfield, J. E., A. Maseri, A. P. Selwyn et al.: Myocardial ischaemia during daily life in patients with stable angina: its relation to symptoms and heart rate changes. Lancet **1** (1983) 753–759.

[2] von Arnim, Th., B. Höfling, M. Schreiber: Characteristics of episodes of ST elevation or ST depression during ambulatory monitoring in patients subsequently undergoing coronary angiography. Brit. Heart J. **54** (1985) 484–488.

[3] Droste, C., H. Roskamm: Experimental approach to painful and painless ischemia. In: Th. v. Arnim, A. Maseri (Eds.): Silent Ischemia, S. 31–42: Steinkopff Verlag, Darmstadt, Springer Verlag, New York (1987).

[4] Giagnoni, E., M. B. Secchi, S. C. Wu et al.: Prognostic value of exercise ECG testing in asymptomatic normotensive subjects. A prospective matched study. New Engl. J. Med. **309** (1983) 1085–1089.

[5] Multiple Risk Factor Intervention Trial Research Group. Exercise electrocardiogram and coronary heart disease mortality in the multiple risk factor intervention trial. Am. J. Cardiol. **55** (1985) 16–24.

[6] v. Arnim, Th., U. Szeimies-Seebach, A. Erath et al.: Transient ischaemic episodes – a marker for future cardiac events in patients with stable angina pectoris. In: Th. v. Arnim, A. Maseri (Eds): Predisposing Conditions for Acute Ischaemic Syndroms, S. 117–122. Steinkopff Verlag, Darmstadt 1989.

[7] Rozanski, A., D. S. Berman: Silent myocardial ischemia. I. Pathophysiology, frequency of occurrence and approaches toward detection. Am. Heart J. **114** (1987) 615–626.

[8] Gottlieb, S. O., M. L. Weisfeldt, P. Ouyang et al.: Silent myocardial ischemia as a marker for early unfavorable outcomes in patients with unstable angina. New Engl. J. Med. **314** (1986) 1214–1219.

[9] Nademanee, K., B. N. Singh, J. Guerrero et al.: Accurate rapid compact analog method for the quantification of frequency and duration of myocardial ischemia by semiautomated analysis of 24-hour Holter ECG recordings. Am. Heart J. **103** (1982) 802.

[10] v. Arnim, Th., E. Reuschel-Janetschek: Continuous bed-side monitoring of the ECG for detection of silent myocardial ischaemia. Eur. Heart J. **9** (Suppl.) (1988, im Druck).

Diskussion

Roskamm: Vielen Dank Herr von Arnim, also: zusätzliche stumme Ischämie bei Patienten mit Angina pectoris auch nach ihrer Stabilisierung bedeutet noch – oder wieder – Instabilität.

Forum: Schmerzperzeption und stumme Myokardischämie, Bedeutung der Enkephaline und Endorphine, haben Sie das untersucht?

v. Arnim: Das haben wir nicht untersucht. Diese Substanzen sind ja sehr schwierig zu bestimmen. Herr Droste, Bad Krozingen, hat sich gerade gezielt ein Labor dafür eingerichtet und bringt jetzt neue Daten, die doch zeigen, daß der Einfluß erhöhter Endorphine auf Schmerzperzeption zu dem Phänomen „stumme Ischämie" sicherlich wesentlich beiträgt. Eine interessante Beobachtung dabei ist, daß bestimmte endogene Opioide co-lokalisiert sind mit Katecholaminen, d. h. also, sie sind in den selben Vesikeln in den Zellen, und in dem Moment, wo Katecholamine freigesetzt werden in der Nebennierenrinde, werden gleichzeitig endogene Opioide mit freigesetzt, die also dann zu einer Schmerzunterdrückung beitragen können.

Forum: Ein Dia war ja auch in dieser Beziehung sehr interessant: „stumme Ischämie und Umfeld", Excercise testing, ambulante oder hospitalisierte Patienten. Ist es dieselbe Stoßrichtung?

v. Arnim: Nein, das ist nicht dieselbe Richtung. Denn die Abbildung zeigt ja gerade, daß Patienten bei dem Belastungs-EKG weniger häufig *stumme* Ischämien haben. Es waren also 40% der Belastungs-EKG's, die stumme Ischämie hatten, während bei den ambulanten EKG's das bei 80% lag. Das würde ein bißchen gegen die belastungsinduzierte stumme Ischämie sprechen, aber das ist sicher von beiden Richtungen nicht die ganze Wahrheit. Es gibt sicher mehrere Ebenen, auf denen die Schmerzwahrnehmung gestört sein kann. Man wird nicht davon ausgehen können, daß *ein* Mechanismus die stumme Myokardischämie erklärt.

Roskamm: Das waren ja wohl auch nicht dieselben Patienten, die da verwandt wurden.

v. Arnim: Nein, das sind nicht dieselben Patienten, sondern es sind aus großen Studien eben Prozentsätze von stummverlaufenden Ischämiezeichen zusammengetragen worden.

Bleifeld: Der Patient, der da um 21.50 Uhr diese ST-Streckenseckung hatte, was bekommt der von Ihnen und inwiefern sagt Ihnen das Gerät zur 12-Kanal-Registrierung mehr aus als bisher?

v. Arnim: Das hängt natürlich davon ab, wie sich die Ischämie ausprägt und was der Patient sonst hat. Wenn das ein Patient ist zum Beispiel, den wir überwachen nach einer PTCA, dann wird man ihn vielleicht wieder ins Herzkatheterlabor nehmen und versuchen, eine sich anbahnende akute Okklusion zu beheben, oder, wenn man schon vorher Schwierigkeiten hatte, den Patienten dann akut zur Operation verlegen. Das hängt sehr von den individuellen Gegebenheiten des Einzelfalles ab. Der Vorteil dieser Methode ist ja doch, daß Sie sich 12 Ableitungs-EKG's von vor einer halben Stunde anschauen können in dem Moment, wo Sie an das Krankenbett treten. Dann sehen Sie den Trend, und wenn der Trend eine gerade Linie ist und keine Veränderungen darin sind, dann können Sie nach unseren Untersuchungen, wo wir ja viele tausende dieser EKG's nachgeprüft haben, davon ausgehen, da war auch nichts. Aber wenn Sie etwas sehen, dann können Sie sich sehr schnell ein komplettes EKG anschauen. Solche Möglichkeit haben Sie bisher nicht, denn wo auf welcher Intensivstation werden alle zwei Minuten komplette EKG's geschrieben, die Sie dann durchblättern müssen. Mich hat ja auch schon immer in meiner Zeit auf der Intensivstation gestört, daß wir so viele EKG's, so viel Papier in der Hand haben, daß wir da immer durchblättern müssen und uns nur mit Schwierigkeit einen Überblick verschaffen können, und das mit einer großen zeitlichen Auflösung. Das waren dann vielleicht 3 EKG's pro Tag, die wir bei instabilen Patienten hatten. Hier haben wir eine Überwachung praktisch kontinuierlich und herausgeschriebene EKG's zu den Zeitpunkten, die wir uns wünschen. Ich denke, das ist ein großer Fortschritt.

Forum: Was bedeutet die mentale Belastung im Rahmen des Krankheitsbildes der instabilen Angina, Zeitdruck etc.

v. Arnim: Zur mentalen Belastung ist vor kurzem im New England Journal of Medicine eine sehr eindrucksvolle Arbeit erschienen, die gezeigt hat, daß mentale Belastung durch simulierte Situationen einer öffentlichen Rede über ein Thema, was dem Patienten besonders unangenehm war, der stärkste Ischämie-Auslöser war. Das konnte in dieser Testreihe auch im Vergleich zum Belastungs-EKG bei Patienten mit koronarer Herzkrankheit gezeigt werden. Es sind Untersuchungen mit Radionuklidventrikulographie gewesen, die sehr deutlich gezeigt haben, daß durch mentalen Streß ausgeprägte Ischämien bei Patienten ausgelöst werden können. Inwieweit das dann zu dem Krankheitsbild „instabile Angina pectoris" führt, da sind die Verbindungen und die Schlüsse noch nicht so klar. Wir haben eine eigene Untersuchung in München gemacht, wo ein Doktorand Patienten, die mit instabiler Angina pectoris in unsere Klinik gekommen waren, untersucht hat, nach vorausgehenden lebensverändernden Ereignissen. Es war also „life event"-Forschung, nach lebensverändernden Ereignissen wie Verlust des Arbeitsplatzes, Verlust der Ehefrau, schweren Krankheiten. Es hat sich gezeigt, daß die Patienten mit instabiler Angina pectoris gegenüber einem Kontrollkollektiv, was genau gematcht war bezüglich Alter, Schwere der Koronarkrankheit usw. gehäuft in den letzten drei Monaten vor der Klinikaufnahme lebensverändernde Ereignisse gehabt hatten. Das war ein eindrucksvoller und signifikanter Befund.

Forum: Das gilt auch für Infarkte?

v. Arnim: Das gilt in der selben Weise für Infarkte. Das hat Herr Siegrist aus Marburg gezeigt.

Perach: Ich habe noch eine Frage zu dem 12-Kanalschreiber und der Überprüfung. Haben Sie einmal EKG-Veränderungen im Zusammenhang mit Rechtsherzkathetermessungen gemacht, um zu sehen, ob in dem gleichen Zeitraum in der wedge position der Druck ansteigt. Das wäre außerordentlich interessant, denn wir haben das überprüft und festgestellt, daß es EKG-Veränderungen gibt, ohne daß überhaupt eine Druckveränderung anstand und genau umgekehrt auch Druckanstieg ohne EKG-Veränderung. Deswegen meine zweite Frage noch dazu. Was machen Sie denn nun, wenn die EKG-Veränderung nur 0,5 oder gerade eben 1 erreicht? Kathetern Sie den Patienten neu oder kathetern Sie ihn das erste Mal?

v. Arnim: Die letzte Frage zuerst, das ist sicher sehr schwer, generell zu entscheiden, man muß immer Kosten und Nutzen für jeden Einzelfall abwägen. Da kann man nicht generell sagen, wenn 0,1 erreicht ist, dann muß er wieder in das Katheterlabor. Das wäre ja zu schematisch. In so ein Schema darf man sich nicht drängen lassen.

Zu den Veränderungen im Vergleich zu anderen Ischämiekriterien wie eben PC-Druckanstieg: Es ist ganz klar, daß von allen Methoden, die wir haben in der Ischämiediagnostik, keine hundertprozentig sensitiv und spezifisch ist. Das ist das EKG nicht, auch wenn wir 12 Ableitungen dafür zur Verfügung haben, werden wir noch nicht alles sehen und alles erkennen, was an Ischämie abläuft, und das ist auch der PC-Druckanstieg nicht. Je mehr Methoden man zusammenziehen kann, ein um so kompletteres Bild wird man bekommen.

Zur Frage der Konsequenzen aus dem Befund „stumme Ischämie": Das muß man so empfinden, wie den Patienten, der sagt, „jetzt habe ich Schmerzen". Die Ischämie ist ja doch dieselbe. Wir haben in den Untersuchungen, die wir an größeren Patientengruppen gemacht haben, versucht zu vergleichen, was unterscheidet die symptomatischen von den asymptomatischen Episoden. Und wir haben bezüglich der Ischämie dort keinen Unterschied gefunden, d. h. also, wenn ich bei so einem Patienten eine vorübergehende ST-Streckenveränderung sehe, dann ist das für mich ein Signal so ähnlich wie, wenn er sagen würde, „Herr Doktor, mich drückt's da so in der Brust", und was ich dann damit mache, das wird entlang der gleichen Schienen gehen, denn es ist ja keine andere Krankheit, es ist ja dieselbe ischämische Herzerkrankung, die man nach den dafür gegebenen Behandlungsrichtlinien angehen muß.

Experimentelle Befunde zur Nitratwirkung

E. Bassenge

Einleitung

Die günstigen Wirkungen von Nitraten bei der ischämischen Herzkrankheit gründen sich hauptsächlich auf ein einzigartiges Verteilungsmuster unterschiedlich starker Gefäßdilatationen in den verschiedenen Gefäßabschnitten. Dieses spezielle Wirkungsspektrum beeinflußt sowohl die koronare Leitfähigkeit als auch die myokardiale Vor- und Nachbelastung in einer antiischämisch wirksamen und den myokardialen Sauerstoffverbrauch einsparenden, therapeutisch äußerst günstigen Weise. Einige Nitrovasodilatatoren hemmen zusätzlich noch die Aktivierung, Adhäsion und Aggregation von Thrombozyten [15, 21, 32].

Unterschiedliche Wirkung von Nitraten auf verschiedene Gefäßabschnitte

Die für die antiischämische Wirkung verantwortliche spezielle Verteilung der Nitroglycerin-bedingten Gefäßreaktionen in den verschiedenen Abschnitten des Kreislaufs ist in Abbildung 1 erläutert [2, 3]. Dargestellt sind die Steady-state-Wirkungen von ansteigenden Nitroglycerin-Konzentrationen auf den Vorhofdruck, die Koronargefäßweite, den peripheren Widerstand sowie auf die koronarvenöse Sättigung als Maß für die Dilatation der myokardialen Widerstandsgefäße. Bei den kleinsten Konzentrationen (0,5 μg/kg/min) werden nur das venöse System (Vorhofdruck) und die Koronargefäße dilatiert. Erst bei einer zehnfach höheren Dosis (5 μg/kg/min) werden schließlich auch die peripheren Widerstandsgefäße dilatiert und damit eine Nachlastsenkung eingeleitet. Nach einer weiteren 40-fachen Steigerung der Konzentration werden schließlich auch die myokardialen Widerstandsgefäße dilatiert (mit der Gefahr eines potentiellen „Steal-Phänomens“).

Der therapeutische Vorteil von Nitrovasodilatatoren bei der Behandlung der ischämischen Herzkrankheit besteht also darin, daß schon dilatierende Wirkun-

Nitroglycerin VI

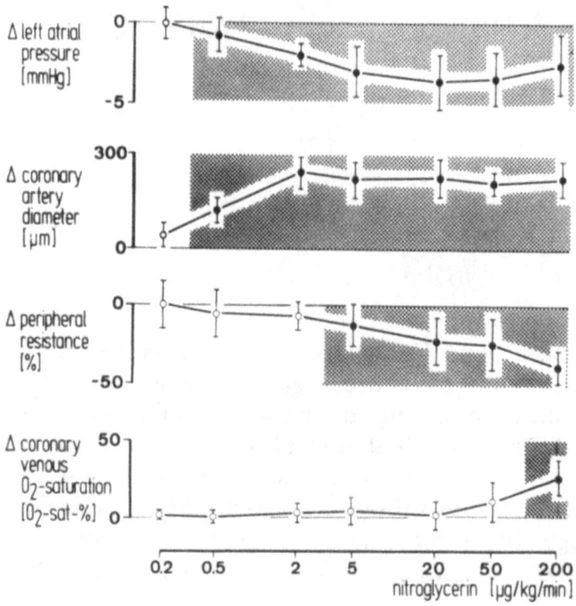

Abb. 1 Kardiovaskuläre Wirkungen von ansteigenden, steady state Nitroglycerininfusionen bei chronisch instrumentierten, wachen Versuchshunden.
Ordinaten von oben nach unten: Wirkungen auf linken Vorhofdruck (Füllungsdruck), Koronararteriendurchmesser, peripheren Widerstand und koronarvenöse O_2-Sättigung als Maß für koronararterioläre Dilatation. Mittelwerte ± Standardabweichung. Schraffierte Abschnitte zeigen signifikante Änderungen gegenüber Kontrolle ($p \leq 0{,}05$).
Weitere Einzelheiten im Text (modifiziert nach [2]).

gen auf das Niederdrucksystem mit Vorlastsenkung und auf die *großen* Koronargefäße vorhanden sind, noch bevor eine Senkung des peripheren Widerstandes durch arterioläre Dilatation auftritt, die zu einer unerwünschten Absenkung des koronaren Perfusionsdruckes führen würde.

Nitroglycerin und seine Derivate üben also ihre Wirkung über eine Reduzierung der myokardialen Vorlast und Wandspannung aus (und damit des myokardialen Sauerstoffverbrauches) und über eine Erhöhung des präkollateralen koronaren Perfusionsdrucks durch Dilatation stenosierter Segmente (Verbesserung des Sauerstoffantransportes). Die Erweiterung der großen Koronargefäße verbessert insgesamt die koronare Leitfähigkeit und scheint quantitativ wesentlich bedeutsamer als die gleichzeitige Dilatation von Kollateralen [16]. Weiterhin kommt es durch die Reduktion des ventrikulären Füllungsdruckes zu einer verbesserten

Perfusion der relativ schlechter versorgten subendokardialen Ventrikelschichten auf Kosten der wesentlich besser versorgten subepikardialen Abschnitte, also zu einer erwünschten günstigen Umverteilung der Perfusion.

Ähnlichkeiten der Wirkung von Nitrovasodilatatoren mit dem körpereigenen endothelialen Dilatator EDRF (NO)

Aus Nitroglycerin entsteht im glattmuskulären Stoffwechsel in verschiedenen (noch nicht identifizierten) Schritten NO, das eine Stimulierung der löslichen Guanylatzyklase, eines Schlüsselenzyms für die Gefäßdilatation, bewirkt. Der körpereigene Endothelium-derived-relaxant-factor (EDRF) [20] ist ebenfalls chemisch als NO-Radikal identifiziert worden [26]. EDRF wird von dem Gefäßendothel kontinuierlich gebildet und freigesetzt und beeinflußt die angrenzende glatte Gefäßmuskulatur im Sinne einer Dilatation [5]. Gleichzeitig hemmt er die Anhaftung von Thrombozyten an die Gefäßwand bzw. ihre Aggregation. Auch dieser Effekt wird durch eine Erhöhung des (in diesem Fall intrathrombozytären) cGMP-Spiegels vermittelt [14].

Organische Nitrate wie Nitroglycerin wurden vor mehr als 100 Jahren als Gefäßdilatatoren zufällig entdeckt [11], aber erst vor einigen Jahren konnte man zeigen, daß sie das therapeutische Äquivalent eines körpereigenen dilatierenden Systems darstellen. Bei der koronaren Herzkrankheit mit Atheromatose und Arteriosklerose der großen Koronararterien kommt es zu einer funktionellen Schädigung des Endothels mit verminderter EDRF-Freisetzung [5, 10, 18, 22, 36]. Damit tritt die Frage auf, wie gut Nitroglycerin und seine Derivate als Substituenten eines unter pathologischen Bedingungen in den befallenen Abschnitten vermindert gebildeten EDRF eingesetzt werden kann [6], um einen adäquaten Dilatationszustand der großen Koronargefäße aufrechtzuerhalten und die bei Verlust der schützenden Endothelfunktion verstärkt wirksamen konstriktorischen Agonisten zu kompensieren (z. B. Serotonin und ATP aus an der Gefäßwand aktivierten Thrombozyten).

Verstärkte Nitrovasodilatatorwirkung an Gefäßsegmenten mit Intimaschädigung

Der endothelunabhängige Dilatator Nitroglycerin und seine Derivate bewirken sowohl eine Dilatation endothelintakter Gefäße, wie auch endotheldenudierte

Gefäße. Überraschenderweise fällt die Dilatation an den endotheldefekten (denudierten) Segmenten jedoch deutlich stärker aus [13, 28]. Dieser Befund ist in Abbildung 2 dargestellt (er gilt aber auch für eine Reihe anderer auch cAMP-abhängiger Dilatatorsubstanzen wie PGI_2 oder Papaverin, für diese allerdings weit weniger stark ausgeprägt). Man kann also tatsächlich feststellen, daß noch nicht kalzifizierte Gefäßsegmente mit verminderter Endothelfunktion (experimentell durch Endothel-Denudierung, pathophysiologisch bei Atheromatose und Arteriosklerose) durch Nitroglycerin nicht nur deutlich dilatiert werden, sondern daß der Verlust der Endothelfunktion sogar zu einer Verstärkung der Nitroglycerinwirkung führt. Dieser überraschende Befund erklärt sich wahrscheinlich dadurch, daß in Gegenwart von Defekten oder Funktionsstörungen des Endothels die kontinuierliche Dauerfreisetzung von EDRF und damit die fortgesetzte basale Stimulierung der Guanylatzyklase wegfällt. Dadurch könnte es zu einer Empfindlichkeitssteigerung der darunter befindlichen glatten Gefäßmuskulatur im Sinne einer „up-Regulation" kommen. Diese könnte nicht nur die Ansprechbarkeit auf cGMP induzierte Phosphorylierungsprozesse mit entsprechenden Dilatationen erhöhen, sondern auch die Empfindlichkeit der (in den meisten glatten Muskeln als zweiter Relaxationsmechanismus parallel dazu ablaufenden) ganz oder teilweise cAMP-vermittelten Dilatationsprozesse, z. B. nach Papaveringabe verstärken [23]. Deshalb wirkt Nitroglycerin wahrscheinlich dort besonders stark dilatierend, wo unter pathologischen Verhältnissen die Dilatations-

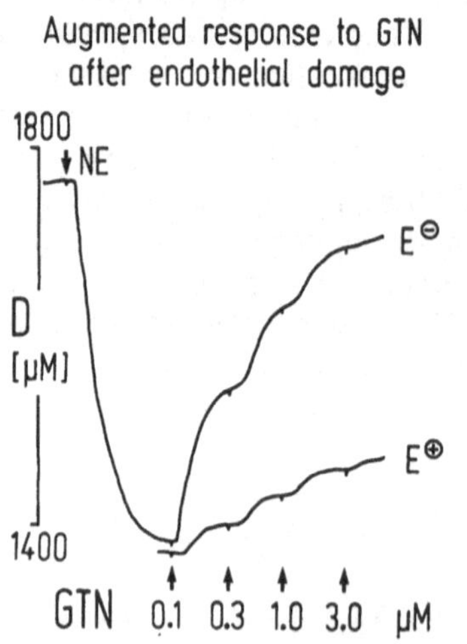

Abb. 2 Erhöhte Empfindlichkeit von in vitro perfundierten Gefäßsegmenten mit Endothel (E^+) und ohne (E^-) Endothel bei kumulativer Gabe von Nitroglycerin (GTN) im Perfusat. D = Außendurchmesser der Segmente (NE = Noradrenalin 3×10^{-7} M).

reaktionen auf endogene Agonisten durch atheromatotische Veränderungen an der Intima deutlich vermindert sind! In dieser besonders auch an den erkrankten Abschnitten erfolgenden Verbesserung der koronaren Leitfähigkeit in den erkrankten Koronarabschnitten könnte ein weiterer, therapeutisch besonders vorteilhafter Aspekt der Nitroglycerinwirkung begründet sein.

Ein in diese Richtung weisender klinischer Befund konnte vor kurzem tatsächlich an Patienten mit Koronarerkrankung gezeigt werden: Bei einem Patienten-Kollektiv mit verhältnismäßig gesunden Koronarabschnitten konnten mit dem endothelabhängigen Stimulator Bradykinin deutliche Koronardilatationen ausgelöst werden. An den Segmenten mit den stärksten, durch intrakoronares (i. c.) Bradykinin induzierten Dilatationen waren i. c.-Injektionen von Nitroglycerin überraschenderweise deutlich schwächer wirksam. Umgekehrt waren in dem Patienten-Kollektiv mit stärker befallenen Gefäßabschnitten – und daher wenig ausgeprägten endothelabhängigen Bradykinin-Dilatationen – die durch i. c. Nitroglycerin auslösbaren Gefäßerweiterungen besonders stark ausgeprägt [30]. Diese Befunde sprechen dafür, daß bei durch Atheromatose vorgeschädigtem Endothel auch unter klinischen Bedingungen die Nitroglycerin-induzierte Dilatation tatsächlich stärker ausgebildet zu sein scheint! Ferner weisen sie darauf hin, daß die koronare Leitfähigkeit durch Nitroglycerin gerade an den Segmenten verbessert werden kann, an denen durch Läsionen bzw. Funktionseinschränkungen des Endothels der Koronartonus am höchsten ist, und die ohnehin schon pathologisch reduzierte Leitfähigkeit noch zusätzlich durch weitere „dynamische“ bzw. funktionelle Stenosen eingeschränkt wird. In diese Richtung weisen auch neuere klinische Befunde, daß sogar minimale Nitroglycerindosen (0,025 mg i. v), die noch kein meßbares venöses Pooling oder Blutdrucksenkung verursachten, schon deutliche antiischämische Wirkungen in einer plazebo-kontrollierten Doppelblindstudie mit belastungsinduzierter ST-Senkung entfalteten [33]. In der gleichen Studie wurde gezeigt, daß diese minimale i. v.-Dosis koronarangiographisch eine signifikante Erweiterung stenosierter Kranzgefäße im Bereich der maximalen Stenosierung bewirkte, während die benachbarten Bezirke sich in ihrer Weite noch nicht änderten [33].

Stimulation der EDRF (NO)-Freisetzung durch die Strömung des Blutes

Auch über mechanische Faktoren wie z. B. auf das Endothel einwirkende Scherkräfte bei Verstärkung der Blutströmung, können zu einer gesteigerten Freisetzung von NO aus Endothelzellen führen. Abbildung 3 zeigt, daß sowohl eine

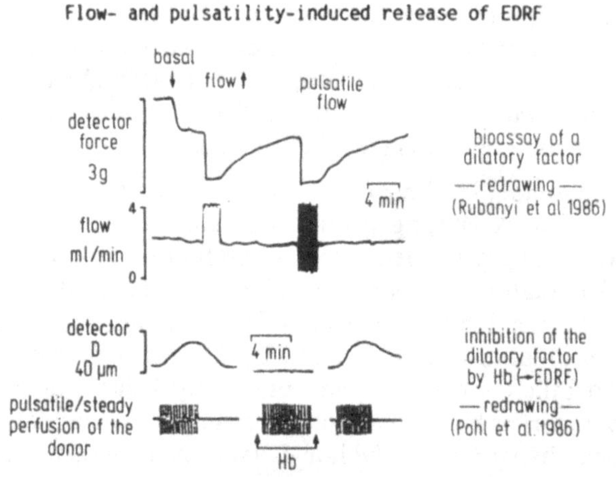

Abb. 3 Nachweis von EDRF-Freisetzung und Koronardilatation im Bioassay-Experiment durch Erhöhung der Blutstromstärke bzw. auf das Endothel des Donorsegments einwirkende Scherkraft (obere Hälfte, zeigt zusätzlich die Relaxation des Detektor-Koronargefäßringes) und bei Einsetzen pulsatiler Perfusion mit rhythmischer Gefäßwanddehnung des Donorsegmentes und gleichzeitiger Relaxation des Detektorsegmentes (untere Hälfte). Der EDRF-Inaktivator Hämoglobin (Hb mit Pfeilmarkierung) unterdrückt dabei die Dilatation (modifiziert nach [27, 31]).

Verstärkung des Flusses [31], wie auch das Einsetzen stark pulsatiler Flüsse mit rhythmischen Dehnungen der Gefäßwand zu einer verstärkten Freisetzung von EDRF (erkenntlich an einer Dilatation der Detektorgefäße im Bioassay) führen kann [27]. Wie stark dabei eine shear-stress-bedingte Hyperpolarisation mit Erhöhung der K^+-Leitfähigkeit beteiligt ist, steht noch nicht fest [25]. Dieses über unterschiedlich große mechanische Stimuli ständig mehr oder weniger stark freigesetzte NO spielt wahrscheinlich eine wichtige regulatorische Rolle: Unter physiologischen Bedingungen soll der abluminal freigesetzte Anteil eine adäquate Dilatation aufrechterhalten, der luminal freigesetzte Anteil eine adäquate Antiaggregation [12, 14]. Eine Reduktion dieser Freisetzung unter pathophysiologischen Bedingungen muß sich mithin auf beide Systeme auswirken.

Die luminale EDRF-Freisetzung mit ihrer antiaggregativen Wirkung auf Thrombozyten kommt dadurch zum Ausdruck, daß bei Koronarperfusion mit suspendierten Thrombozyten schon bei einmaliger Passage ein mehrfacher Anstieg des intrathrombozytären cGMP-Gehaltes beobachtet werden kann, wenn das Endothel z. B. mit Azetylcholin stimuliert wurde, vermehrt EDRF freizusetzen [29]. Durch diesen Anstieg des cGMP-Gehaltes wird das Ca^{++}-Signal in den Thrombozyten unterdrückt, das der Aktivierung, release Reaktion und Aggregation bekanntlich vorausgehen muß. Spontan NO-abgebende Substanzen wie SNP und SIN-1 beeinflussen in gleicher Weise wie der EDRF die Thrombozyten-

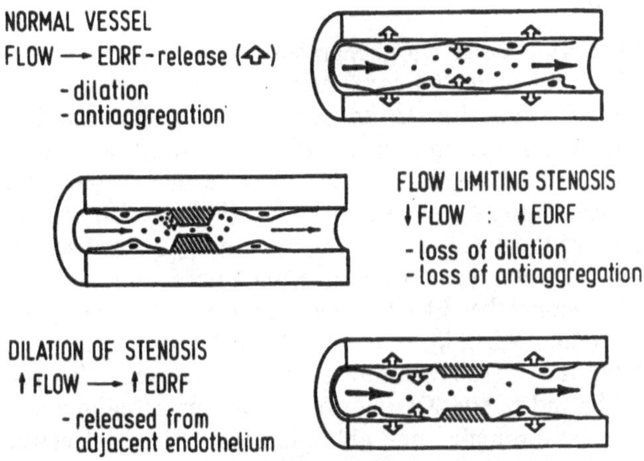

Abb. 4 Potentielle Induktionen eines Circulus vitiosus mit Reduzierung der EDRF-Freisetzung und dadurch bedingter Erhöhung des Koronargefäßtonus und der Thrombozytenaggregation beim Auftreten von funktionellen und organischen Koronarstenosen.
Oberer Bildabschnitt: Bei einem normalen Gefäß kommt es durch die Stimulierung vom Blutfluß her zu einer kontinuierlichen Freisetzung von EDRF mit ausreichender Dilatation und Antiaggregation der vorbeifließenden Thrombozyten.
Mittlerer Abschnitt: Bei einer flußlimitierenden Stenose und reduzierter Scherkraft kommt es zu einer verminderten Freisetzung von EDRF mit einer Abnahme der Dilatation sowohl in der Nähe der Stenose wie in den anschließenden distalen Gefäßbezirken, also zu einer Reduzierung der koronaren Leitfähigkeit. Außerdem ist die Antiaggregationstendenz viel weniger ausgeprägt, so daß es leichter zu Thrombozytenanheftungen mit Thrombenbildung kommt.
Unterer Abschnitt: Wenn der Koronarfluß durch eine pharmakologische oder mechanische Dilatation (mit dem Ballonkatheter) wieder erhöht wird, kommt es anschließend zu einer verstärkten EDRF-Freisetzung mit erhöhter Dilatationstendenz und Steigerung des antiaggregatorischen Potentials im Koronargefäßsystem.
Bei starker Verminderung des Flusses kann es also zu einem Circulus vitiosus mit Verstärkung der Konstriktions- und Thrombosierungstendenzen kommen, eine Erhöhung des Flusses kann zu einer verbesserten EDRF bzw. NO-Freisetzung führen mit Erhöhung des Potentiales für Dilatation und für Antiaggregation (modifiziert nach [8]).

Funktion. Dagegen sind organische Nitrate wie Nitroglycerin, ISDN, ISMN etc. an Thrombozyten viel weniger wirksam, weil diese Substanzen spontan kein NO abspalten, sondern nur durch einen biologischen Prozeß, der zwar in glatten Muskelzellen und in einem ganz geringen Maße im Plasma [19] nicht aber in Thrombozyten, abläuft.

Aus diesen Befunden erklärt sich möglicherweise ein Circulus vitiosus, der bei organischen oder funktionellen Stenosen im Koronarsystem ausgelöst werden kann (siehe Abb. 4): Bei Reduktion der koronaren Blutströmung und Scherkraft kommt es zum Sistieren der mechanisch stimulierten abluminalen und luminalen EDRF-Freisetzung. Dadurch wird das dilatatorische und antiaggregatorische Potential in den großen, wahrscheinlich aber auch in den nachfolgenden kleineren Koronargefäßen weiter reduziert. Die verminderte antiaggregatorische Kapazität führt zu verstärkter Thrombozytenaktivierung mit Freisetzung von konstringierenden Faktoren besonders bei gleichzeitigen Endothelläsionen. Wenn dieser Ablauf nicht unterbrochen wird, kommt es schließlich zur Infarzierung. Durchbrochen werden kann das Geschehen durch eine mechanische (Ballonkatheter) oder pharmakologisch induzierte Koronardilatation mit Zunahme des Flusses, der Wandscherkraft, der luminalen und abluminalen EDRF-Freisetzung [4], des thromozytären cGMP-Gehaltes sowie des antiaggregatorischen und vasodilatatorischen Potentials.

Kein Wirkungsverlust (Toleranz) gegenüber endothelial gebildetem NO (ERDF)

Bei kontinuierlicher Dauergabe von Nitroglycerin und seinen Derivaten kommt es schnell zu einem Wirkungsverlust [34, 35]. Gegenüber endogenen aus dem Endothel freigesetzten NO bzw. EDRF – z. B. während der flußinduzierten Dilatation – besteht in vivo kein Wirkungsverlust [35]. Gleiches gilt auch für NO-haltige Dilatatorsubstanzen wie Nitroprussid-Natrium und SIN-1 [9, 24], die direkt – schon extrazellulär – NO freisetzen, ohne daß ein in der Gefäßmuskelzelle erfolgender Konversionsschritt wie beim Nitroglycerin vorgeschaltet sein muß [17]. Auch in vitro zeigen gegenüber Nitroglycerin tolerant gemachte Gefäße keinen Wirkungsverlust für EDRF (NO), Nitroprussid-Natrium und SIN-1 [24]. Die Entstehung der Nitroglycerin-Toleranz unter klinisch relevanten Dosen beruht daher offensichtlich auf einer Limitierung eines intrazellulären Konversationsschrittes und nicht auf einer Desensibilisierung der löslichen Guanylatzyklase oder cGMP-abhängiger Mechanismen. Davon unabhängig beobachtet man unter klinischen Bedingungen eine mehr oder weniger stark ausgebildete Pseudotoleranz für Nitroglycerin [1, 7, 34], d. h. ein Wirkungsverlust durch einsetzende gegenregulatorische Prozesse. Sie umfassen eine verstärkte Aktivierung von sympatho-adrenergen Mechanismen [7, 34], des Renin-Angiotensin-Aldosteron-Systems [1] mit Volumenretention sowie präsynaptischer Mechanismen. Durch entsprechende Blockersubstanzen oder Antagonisten können diese gegenregulatorischen Mechanismen, die der Pseudotoleranz zugrunde liegen, aufgedeckt werden.

Zusammenfassung

Die günstigen therapeutischen Wirkungen von Nitroglycerin und seinen Abkömmlingen gründen sich auf:

- Unterschiedlich starke Wirkungen auf spezifische Gefäßabschnitte. Venen und Koronarien sind viel empfindlicher als periphere Widerstandsgefäße. Dadurch werden Vorlast, Herzgröße, myokardiale Wandspannung und Sauerstoffverbrauch gesenkt bei gleichzeitig verbesserter O_2-Zufuhr.
- Es sind Ähnlichkeiten mit dem endogenen, Endothel-vermittelten, cGMP-abhängigen Dilatatorsystem EDRF (NO) vorhanden. Deshalb besteht die Möglichkeit einer therapeutischen Substitution durch Nitrovasodilatatoren.
- Es ist ein Synergismus mit anderen endothelialen Lokalhormonen vorhanden (z. B. PGI_2), wodurch eine Potenzierung von antiaggregatorischen Wirkungen erfolgen kann.
- Man beobachtet eine verstärkte Wirkung an endothelgeschädigten und -denudierten, sowie atheromatösen – jedoch noch dehnungs- bzw. erweiterungsfähigen – Abschnitten, also gerade dort, wo zusätzlich zur Intimaverdickung noch ein unerwünscht hoher Koronargefäßtonus herrscht.

Literatur

[1] Bacher, S., O. Kraupp, B. Stanek et al.: The effect of repeated intravenous and oral doses of molsidomine (N-carboxy-3-morpholino-sydnonimine-ethylester) on plasma renin activity and plasma catecholamine levels in conscious dogs. Basic Res. Cardiol. **78** (1983) 193–202.

[2] Bassenge, E., D. J. Stewart: Effects of nitrates in various vascular sections and regions. Z. Kardiol. **75** (Suppl. 3) (1986) 1–7.

[3] Bassenge, E., K. Strein: Dose-dependent effects of isosorbide-5-mononitrate on the venous, arterial and coronary arterial system of conscious dogs. Naunyn-Schmiedebergs Arch. Pharmacol. **334** (1986) 100–104.

[4] Bassenge, E., R. Busse, U. Pohl: Abluminal release and asymmetrical response of the rabbit arterial wall to endothelium-derived relaxing factor. Circ. Res. **61** (Suppl. II) (1987) II68–II73.

[5] Bassenge, E., R. Busse: Endothelial modulation of coronary tone. Prog. Cardiovasc. Dis. **30** (1988) 349–380.

[6] Bassenge, E., H. Gauch: Stellenwert von EDRF als Mediator der Gefäßregulation. Einfluß des Gefäßendothels auf den vaskulären Tonus und die Thrombozytenfunktion. Fortschr. Med. **106** (1988) 44–46.

[7] Bassenge, E., R. Grewe: Bases pharmacologiques de l'échappement thérapeutique. Presse Med. **17** (1988) 985–991.

[8] Bassenge, E., D. J. Stewart: Interdependence of pharmacologically-induced and endothelium-mediated coronary vasodilation in antianginal therapy. Cardiovasc. Drugs **2** (1988) 27–34.

[9] Berkenboom, G., J. Fontaine, S. Degre: Persistence of the response to SIN1 on isolated coronary arteries rendered tolerant to nitroglycerin in vitro or in vivo. J. Cardiovasc. Pharmacol. **12** (1988) 345–349.

[10] Bossaller, C., H. Yamamoto, P. R. Lichtlen et al.: Impaired cholinergic vasodilation in the cholesterol-fed rabbit in vivo. Basic Res. Cardiol. **82** (1987) 396–404.

[11] Brunton, T. L.: Amyl nitrite in angina pectoris. Lancet **2** (1867) 97.

[12] Busse, R., E. Bassenge: Regulation des Gefäßtonus über das Endothel. Z. Kardiol. **74** (Suppl. 7) (1985) 99–106.

[13] Busse, R., U. Pohl, E. Bassenge: Wirkung von Teopranitol auf den Tonus perfundierter Arterien und Venen in vitro. In: F. Bender, E. Gerlach (Hrsg.): Therapie der koronaren Herzkrankheit mit Teopranitol, S. 33–43. Steinkopff Verlag Darmstadt 1986.

[14] Busse, R., A. Lückhoff, E. Bassenge: Endothelium-derived relaxant factor inhibits platelet activation. Naunyn-Schmiedebergs Arch. Pharmacol. **336** (1987) 566–571.

[15] De Caterina, R., D. Gianessi, W. Bernini et al.: Organic nitrates: direct antiplatelet effects and synergism with prostacyclin. Antiplatet effects of organic nitrates. Thromb. Haemostasis **59** (1988) 207–211.

[16] Ertl, G., F. Simm, J. Wichmann et al.: The dependence of coronary collateral blood flow on regional vascular resistance. Studies with glyceryl trinitrate, adenosine and verapamil. Naunyn-Schmiedebergs Arch. Pharmacol. **308** (1979) 265–272.

[17] Feelisch, M., E. Noak: Correlation between nitric oxide formation during degradation of organic nitrates and activation of guanylate cyclase. Eur. J. Pharmacol. **139** (1987) 19–30.

[18] Freimann, P. C., G. G. Mitchell, D. D. Heistad et al.: Atherosclerosis impairs endothelium-dependent vascular relaxation to acetylcholine and thrombin in primates. Circ. Res. **58** (1986) 783–789.

[19] Fung, H. L., S. Chong, E. Kowaluk et al.: Mechanisms for the pharmacologic interaction of organic nitrates with thiols. Existence of an extracellular pathway for the reversal of nitrate vascular tolerance by N-acetylcysteine. J. Pharmacol. Exp. Ther. **245** (1988) 524–530.

[20] Furchgott, R. F., J. V. Zawadzki: The obligatory role of endothelial cells in the relaxation of arterial smooth muscle by acetylcholine. Nature **288** (1980) 373–376.

[21] Gerzer, K., B. Karrenbrock, W. Siess et al.: Direct comparison of the effects of nitroprusside SIN 1, and various nitrates on platelet aggregation and soluble guanylate cyclase activity. Thromb. Res. **52** (1988) 11–21.

[22] Heistad, D. D., A. L. Mark, M. L. Marcus et al.: Dietary treatment of atherosclerosis abolishes hyperresponsiveness to serotonin: implications for vasospasm. Circ. Res. **61** (1987) 346–351.

[23] Martin, W., R. F. Furchgott, G. M. Villani, and D. Jothianandan. Phosphodiesterase inhibitors induce endothelium-dependent relaxation of rat and rabbit aorta by potentiating the effects of spontaneously released endothelium-derived relaxing factor. J. Pharmacol. Exp. Ther. 237 (1986) 539–547.

[24] Mülsch, A., R. Busse, E. Bassenge: Desensitization of guanylate cyclase in nitrate tolerance does not impair endothelium-dependent responses. Eur. J. Pharmacol. 158 (1988) 191–198.

[25] Olesen, S. P., D. E. Clapham, P. F. Davies: Haemodynamic shear stress activates a K^+ current in vascular endothelial cells. Nature **331** (1988) 168–170.

[26] Palmer, R. M. J., A. G. Ferrige, S. Moncada: Nitric oxide release accounts for the biological activity of endothelium-derived relaxing factor. Nature **327** (1987) 524–526.

[27] Pohl, U., R. Busse, E. Kuon, E. Bassenge: Pulsatile perfusion stimulates the release of endothelial autacoids. J. Appl. Cardiol. **1** (1986) 215–235.

[28] Pohl, U., R. Busse: Endothelium-derived relaxant factor inhibits the effect of nitrocompounds in isolated arteries. Am. J. Physiol. **252** (1987) H307–H313.

[29] Pohl, U., R. Busse, E. Bassenge: EDRF-induced augmentation of cGMP levels in platelets passing through the coronary vascular bed. Circulation **78** (Suppl. II) (1988) II–182.

[30] Rafflenbeul, W., E. Bassenge, P. R. Lichtlen: Competition between endothelium- and nitroglycerin-induced coronary vasodilation. Circulation **78** (Suppl. II) (1988) II–455.

[31] Rubanyi, G. M., J. C. Romero, P. M. Vanhoutte: Flow-induced release of endothelium-derived relaxing factor. Am. J. Physiol. **250** (1986) H1145–H1149.

[32] Schröder, H., K. Schrör: Organische Nitrate und Thrombozytenfunktion. Hämostaseologie **8** (1988) 90–99.

[33] Sievert, H., G. Kober, W. Schneider et al.: Antianginöse und koronardilatierende Wirkung von niedrig dosiertem Nitroglycerin. Z. Kardiol. (1989, in press).

[34] Stewart, D. J., D. Elsner, O. Sommer et al.: Altered spectrum of nitroglycerin action in longterm treatment: nitroglycerin-specific venous tolerance with maintenance of arterial vasodepressor potency. Circulation **74** (1986) 573–582.

[35] Stewart, D. J., J. Holtz, E. Bassenge: Long-term nitroglycerin treatment: effect on direct and endothelium-mediated large coronary artery dilation in conscious dogs. Circulation **75** (1987) 847–856.

[36] Verbeuren, T. J., F. H. Jordaens, L. L. Zonnekeyn et al.: Effect of hypercholesterolemia on vascular reactivity in the rabbit. I. Endothelium-dependent and endothelium-independent contractions and relaxations in isolated arteries of control and hypercholesterolemic rabbits. Circ. Res. **58** (1986) 552–564.

Diskussion

Roskamm: Wir können den Vortrag jetzt diskutieren. Ich darf aber darum bitten, daß man den Punkt Toleranz herausnimmt, weil Herr Jähnchen dazu, glaube ich, auch noch etwas sagen wird, so daß man dann abschließend das Toleranzproblem dort diskutieren kann.

Kukovetz: Herr Bassenge, Sie sagten, Sie haben dieses Bild gezeigt an endothelgeschädigten oder an endothelfreien Gefäßstreifen oder Ringen oder was war das?

Bassenge: Bei perfundierten Segmenten.

Kukovetz: Kriegen Sie an endotheldenudierten Segmenten eine wesentlich stärkere Nitroglycerin-Relaxation als an endothelhaltigen? Und haben Sie eine Erklärung?

Bassenge: Unser Befund ist unterdessen auch von Herrn Förstermann und von verschiedenen anderen Gruppen bestätigt worden, die das nachexperimentiert haben. Die wahrscheinliche Erklärung liegt darin, daß die basale Stimulierung durch EDRF in diesen Bezirken wegfällt und daß, wenn man Nitroglycerin als Substituent gibt, man eben eine relativ stärkere Stimulierung des nicht vorstimulierten Systems bekommt. Das haben Herr Pohl und Herr Busse sehr schön gezeigt: Wenn man einem gerubbten Gefäß in entsprechenden Mengen EDRF wieder zuführt, verschwindet die verstärkte Nitroglycerinsensitivität wieder.

Roskamm: Herr Rafflenbeul, stimmt das auch mit Ihren Untersuchungen überein? Sie haben ja wahrscheinlich auch im Bereich von Stenosen Dilatationsfähigkeit gemessen und im Bereich von normal erscheinenden Gefäßen.

Rafflenbeul: Das Bild mit den koronarangiographischen Befunden, das Herr Bassenge gezeigt hat, waren arteriosklerotisch veränderte Gefäße, die keine höhergradigen Stenosen hatten, also angiographisch sich darstellten als Arteriosklerose, aber nicht als lokale oder fokale Einengung; man sieht dann doch die unterschiedliche Antwort dieser arteriosklerotischen Gefäße auf Bradykinin. Bradykinin als endothelabhängiger Dilatator, der offensichtlich von dem Zustand des Endothels ganz deutlich abhängig ist! Wenn man dann Nitro drauf gibt, sieht man eine unterschiedliche Reaktion, je nachdem ob das Endothel funktionell noch vorhanden ist oder nicht. Das sind also keine Stenosen gewesen, sondern im Grunde nur diffus veränderte Herzkranzgefäße, nicht lokalisiert.

Bassenge: Und es ist auch nicht bewiesen, daß die Stellen tatsächlich nun endotheldenudiert oder funktionell nicht intakt waren, sondern das kann man nur schließen aus den Bradykinin-Reaktionen, die in diesen Gefäßabschnitten eben sehr gut und ausgesprochen stark vorhanden waren, während sie in den anderen Abschnitten, also bei dem zweiten (Kontroll-)Kollektiv eben nicht vorhanden waren.

Sander (Münster): Mich hat ein wenig gewundert, daß Sie EDRF gleichsetzen mit dem NO-Radikal, weil die Gruppe von Rubanyi und Vanhoutte ja auch bei einem bestimmten Bioessay-Experiment glaubten nachzuweisen, daß es vielleicht mehrere Substanzen gibt, die in der Gesamtwirkung dann EDRF entspricht, und ich wollte Sie doch mal fragen: Wenn Sie von Interaktion zwischen Nitroglycerin und EDRF sprechen, sagen Sie dann, daß die EDRF-Produktion auch provoziert werden kann durch Nitroglycerin oder sagen Sie nur, daß es eine Interaktion dazwischen gibt?

Bassenge: Nein, durch Nitroglycerin kann keine EDRF-Freisetzung provoziert werden. Nitroglycerin muß erst in verschiedenen intrazellulären Konversionsschritten in eine NO-haltige Stimulatorsubstanz umgewandelt werden, die dann die Guanylatzyklase (ein Schlüsselenzym der Dilatation) stimuliert. Nitroglycerin kann mit Einschränkungen als Substituent angesehen werden.

Sander (Münster): Das heißt, nur synergistisch?

Bassenge: Vielleicht: sie wirken ganz ähnlich, weil sie beide eben als wirksame Gruppe das NO haben. Auch von der Gruppe Feelisch und Noack konnte gezeigt werden, daß Nitroglycerin (in Gegenwart von Cystein) genau soviel NO freisetzt wie Guanylatzyklaseaktivierung erfolgt. Mit Bezug auf Ihre Frage zum EDRF: wahrscheinlich setzt Acetylcholin noch eine andere Substanz oder noch andere Substanzen frei, nämlich zum Beispiel einen Endothelium-derived-hyperpolarizing-factor, aber diese Details sind hier weniger bedeutend. Man kann aber sicher sagen, daß EDRF eine NO-haltige Substanz ist, die als Wirkgruppe dieses NO gebunden hat. Wahrscheinlich ist es an ein Protein gebunden; da gibt es gute Hinweise dafür. Freigesetzt wird dieses NO aus dem l-Arginin im endothelialen Stoffwechsel. Man kann die Produktion von NO zum Beispiel durch l-Arginin-Gabe verbessern, man kann sie aber auch durch „Antagonisten“ (wo man das Arginin ersetzt durch ein ganz ähnliches Molekül) unterdrücken.

Klinisch-pharmakologische Gesichtspunkte bei der Nitrattherapie der instabilen Angina pectoris

E. Jähnchen

Einleitung

Organische Nitrate gehören aufgrund ihrer antiischämischen Wirksamkeit zur Standardtherapie der Angina pectoris. Für die stationäre Behandlung der instabilen Angina pectoris wird überwiegend Glyceryltrinitrat (GTN) verwendet, da es aufgrund der sehr schnellen Elimination gut steuerbar ist und somit eine Titration der hämodynamischen Wirkung gestattet. Von den verfügbaren galenischen Formen von Glyceryltrinitrat kommt insbesondere der intravenösen Infusion und auch den sublingual zu verabreichenden Formen Bedeutung zu. Daher sollen zunächst einige biopharmazeutische und pharmakokinetische Aspekte der intravenösen und sublingualen Verabreichung behandelt werden, dann zur Frage einer Toleranzentwicklung nach kontinuierlicher intravenöser Zufuhr Stellung genommen werden, und schließlich sollen einige relevante Interaktionen anderer Arzneimittel mit der Wirkung von GTN aufgezeigt werden.

Biopharmazeutische und pharmakokinetische Aspekte der intravenösen und sublingualen Verabreichung

Aufgrund der sehr kurzen Halbwertszeit von Nitroglycerin (ca. 2–4 Minuten) wird nach intravenöser Infusion die Steady-state-Konzentration im Plasma nach ca. 10–15 Minuten erreicht. Hierbei besteht eine lineare Korrelation zwischen Infusionsgeschwindigkeit und Höhe der Steady-state-Plasmakonzentration [24]. Die Elimination von Nitroglycerin erfolgt durch stufenweise Denitrierung zu den Dinitraten (1,2-GDN und 1,3-GDN) und Mononitraten (1-GMN und 2-GMN). Diese Metabolite werden überwiegend als Glukuronsäurekonjugate im Urin ausgeschieden oder vollständig zu Glycerin denitriert und in den Glukose-Stoffwechsel eingeschleust [20]. Die Denitrierung der Metabolite erfolgt langsamer als die Denitrierung von GTN. Das äußert sich auch in Unterschieden in

Nitroglycerin VI

der Eliminationshalbwertszeit von GTN und Metaboliten. Diese beträgt ca. 3 Minuten für GTN, etwa 50 Minuten für die Dinitrate und 150 Minuten für die Mononitrate. Nach intravenöser Infusion sind die Konzentrationen von 1,2-GDN ca. 5fach höher als diejenigen von GTN [13], während die Konzentrationen von 1,3-GDN etwas niedriger sind als die Konzentrationen von GTN.

Es ist bisher nicht geklärt, ob die Metabolite zur Wirksamkeit beitragen. Aufgrund von tierexperimentellen Untersuchungen besitzen die Dinitrate ca. 10% der blutdrucksenkenden Wirkung der Muttersubstanz, so daß nach intravenöser Infusion den Metaboliten keine wesentliche Bedeutung für die Wirksamkeit zukommen dürfte.

Bei der intravenösen Therapie mit GTN ist zu berücksichtigen, daß es an Infusionsflaschen, Infusionsschläuche, Membranfilter und anderen Plastikmaterialien adsorbiert wird. Die Adsorption hängt von den verwendeten Materialien, der Flußgeschwindigkeit und der Oberfläche dieser Materialien ab [3]. So ist die Adsorption an Infusionsschläuche aus Polyvinylchlorid größer als an Materialien aus Glas und Polyäthylen. Im Falle von PVC können insbesondere bei niedriger Infusionsgeschwindigkeit Verluste von über 50% der Dosis während der ersten Stunden nach Infusionsbeginn auftreten [2].

Es wurde bisher angenommen, daß nach sublingualer Verabreichung von GTN die systemische Verfügbarkeit annähernd vollständig ist. Systematische Untersuchungen an 8 gesunden Probanden haben aber ergeben, daß im Mittel die Bioverfügbarkeit nur 36% betrug, wobei sehr große inter-individuelle Unterschiede zu verzeichnen waren [13]. Es gibt auch Hinweise, daß die Bioverfügbarkeit bei verschiedenen galenischen Zubereitungen unterschiedlich sein kann [17]. Insofern sind nach sublingualer Verabreichung sowohl bedeutsame inter- als auch intraindividuelle Wirkungsunterschiede zu erwarten.

Toleranzentwicklung nach kontinuierlicher intravenöser Infusion

Heute besteht kein Zweifel, daß die hämodynamischen Wirkungen der oral verabreichten Langzeitnitrate bei kontinuierlicher Therapie abgeschwächt werden [1]. Für Nitroglycerin fiel dieses Phänomen erstmals bei Anwendung von transdermalen therapeutischen Systemen (Nitratpflaster) auf, bei denen trotz kontinuierlicher Aufrechterhaltung der Plasmakonzentrationen ein Wirkungsverlust bereits in den ersten 24 Stunden nach Applikation zu verzeichnen war.

Für die intravenöse Zufuhr war dieses Problem der Wirkungsabschwächung lange Zeit unklar. Es wurde unter anderem vermutet, daß die Wirkungsabschwächung durch die wesentlich höheren Plasmakonzentrationen, die bei diesem Zufuhrweg erreicht werden, nicht so stark in Erscheinung tritt. Neuere Untersuchungen haben ergeben, daß sowohl bei Patienten mit Herzinsuffizienz [4, 15] als auch bei Patienten mit Belastungsangina [18, 24] eine Abschwächung bzw. ein Verlust der hämodynamischen, koronarerweiternden und belastbarkeitssteigernden Nitratwirkung innerhalb der ersten 24 bzw. 48 Stunden auftritt.

Bei 17 von 24 Patienten mit Herzinsuffizienz war z. B. ein kompletter Verlust der initialen hämodynamischen Wirksamkeit von GTN nach einer kontinuierlichen Dauerinfusion mit 6,4 mg/kg/min über 48 Stunden zu verzeichnen. Bei 7 Patienten war die hämodynamische Wirksamkeit nach 48 Stunden nur abgeschwächt. Wenn dagegen die gleiche Therapie intermittierend durchgeführt wurde (12 Stunden Infusion, danach Unterbrechung für 12 Stunden usw.), so wurde nach 48 Stunden keine Wirkungsabschwächung registriert [15]. Die Toleranzentwicklung bei diesen Patienten ging mit einer Zunahme der Plasmareninaktivität, der Herzfrequenz und des Körpergewichtes einher. 24 Stunden nach Beendigung der Infusion war die Ansprechbarkeit wiederhergestellt.

Ähnliche Ergebnisse wurden von Elkayam et al. publiziert [4]. Diese Autoren infundierten steigende Dosen von GTN bei Patienten mit ischämisch bedingter Herzinsuffizienz bis zum Erreichen eines vorher bestimmten therapeutischen Endpunktes (30%ige Reduktion des Pulmonalkapillardruckes). Anschließend wurde die so ermittelte Infusionsgeschwindigkeit über 24 Stunden aufrechterhalten. In diesen Untersuchungen zeigten 7 der 15 behandelten Patienten bereits einen Wirkungsverlust nach 12stündiger Infusionsdauer, während bei den übrigen 8 Patienten die Wirkung auf den Pulmonalkapillardruck über 24 Stunden erhalten blieb. Patienten, bei denen eine vollständige Toleranz aufgetreten war, hatten einen im Mittel geringeren systemischen peripheren Widerstand, wohingegen die übrigen hämodynamischen Parameter nicht unterschiedlich waren.

Toleranz gegenüber der Wirksamkeit von Nitroglycerin tritt offenbar nicht nur gegenüber den peripheren hämodynamischen Wirkungen auf, sondern ließ sich auch für die direkte koronardilatierende Wirkung (gemessen anhand der Zunahme des Blutflusses im Koronarsinus) bei Patienten mit koronarer Herzerkrankung nachweisen. So war nach 24stündiger GTN-Infusion von im Mittel 45 µg/min die Wirkung von intrakoronaren Bolusdosen von Nitroglycerin auf etwa die Hälfte des vor der Infusion ermittelten Wertes reduziert [11].

Toleranz gegenüber intravenös verabreichten GTN konnte auch für die antianginöse Wirkung bei Patienten mit stabiler Angina pectoris nachgewiesen werden [24]. Diese Autoren fanden, daß die durch GTN initial erhöhte Belastungstoleranz bereits 8 Stunden nach Infusionsbeginn nicht mehr nachweisbar war. Andere gleichzeitig gemessenen hämodynamischen Wirkungen waren demgegenüber weniger abgeschwächt. Andere Autoren [18] fanden eine weitgehende Aufhebung der hämodynamischen und antiischämischen Wirkung (beurteilt anhand der Reduktion der ST-Strecken) nach 24stündiger GTN-Infusion von 50 μg/min.

Diese Ergebnisse zeigen, daß es nach kontinuierlicher Infusion von GTN zu einer Toleranz gegenüber den hämodynamischen und antianginösen Wirkungen von GTN kommt. Allerdings wurden diese Untersuchungen bisher bei Patienten mit stabiler Angina pectoris und/oder Herzinsuffizienz durchgeführt. Bei der instabilen Angina pectoris liegen bezüglich der Ausbildung einer Toleranz keine Ergebnisse vor. Der Grund hierfür dürfte sein, daß sich bei diesem Krankheitsbild quantitative Ergebnisse durch die sich rasch ändernden Beschwerden und der meist notwendigen Kombinationstherapie nur schwer gewinnen lassen. Solange keine ausreichenden Hinweise dafür existieren, daß die therapeutische Wirksamkeit von GTN bei diesem Krankheitsbild überwiegend durch andere mögliche Wirkqualitäten der organischen Nitrate (z. B. antiaggregatorische Wirkung auf Blutplättchen, Stimulation vasodilatatorischer Prostaglandine, Verbesserung der Fließeigenschaften) hervorgerufen wird, muß auch bei der Therapie der instabilen Angina mit einer Wirkungsabschwächung gerechnet werden.

Wechselwirkungen von Glyceryltrinitrat mit anderen Pharmaka

Langzeitnitrate

Das Problem der Kreuztoleranz gegenüber anderen organischen Nitraten wurde lange Zeit unterschiedlich beurteilt. Überwiegend wurde die Meinung vertreten, daß die Wirkung von sublingual verabreichtem GTN erhalten bleibt, selbst wenn die Wirkung von oral verabreichten Langzeitnitraten abgeschwächt ist.

Inzwischen konnte bei Patienten mit Herzinsuffizienz [15], Patienten mit stabiler Angina pectoris [24] als auch in Untersuchungen an gesunden Probanden [21] Kreuztoleranz zwischen den einzelnen organischen Nitraten eindeutig nachgewiesen werden. So war bei Patienten mit Herzinsuffizienz, die eine hämodynamische Toleranz gegenüber intravenös zugeführtem GTN aufwiesen, auch die Wirkung von oral verabreichtem Isosorbiddinitrat (40 mg) weitgehend aufgehoben [15].

Bei Patienten mit stabiler Angina pectoris war der Wirkungsverlust von intravenös zugeführtem GTN auf die Belastungstoleranz auch mit einem weitgehenden Verlust der Wirksamkeit von sublingual verabreichten GTN (0,4 mg) verbunden [24].

Weiterhin zeigten Probanden, die 8stündlich 30 mg Isosorbid-5-Mononitrat einnahmen, am 5. Tag der Behandlung einen kompletten Verlust der hämodynamischen Wirksamkeit von Isosorbid-5-Mononitrat und von 0,8 mg GTN sublingual [21].

N-Acetylcystein

N-Acetylcystein wurde in verschiedenen Untersuchungen unter der Vorstellung verabreicht, daß der im Zustand der Toleranz erschöpfte Vorrat an Gewebsthiolen durch exogene Zufuhr von SH-Gruppen wieder aufgefüllt werden kann und somit die Toleranz durchbrochen wird. In mehreren Untersuchungen konnte überzeugend nachgewiesen werden, daß die Gabe hoher Dosen von N-Acetylcystein (7 g i. v. bzw. 14 g oral) die durch Dauerinfusion von GTN induzierte Toleranz bezüglich der Wirkung auf den Blutfluß im Koronarsinus [11] als auch bezüglich der hämodynamischen Wirksamkeit bei Patienten mit Herzinsuffizienz [15] teilweise durchbrechen kann. Allerdings scheint diese Wirkung nur für kurze Zeit (1–2 Stunden nach der Verabreichung von N-Acetylcystein) anzuhalten. Darüber hinaus potenzierte N-Acetylcystein die akute gefäßrelaxierende Wirkung von GTN sowohl in peripheren Gefäßen [6] als auch in Koronargefäßen [23]. Nach Verabreichung der Aminosäure Methionin, die im Organismus zu Cystein umgewandelt wird, wurde ebenfalls eine Potenzierung der akuten GTN-Wirkung auf den arteriellen Blutdruck und den Pulmonalkapillardruck beschrieben [9].

Die klinische Relevanz einer kombinierten Therapie von Nitroglycerin und N-Acetylcystein wurde bei Patienten mit instabiler Angina pectoris überprüft [6]. In einer doppelt-blinden plazebo-kontrollierten Versuchsanordnung erhielten 24 Patienten eine intravenöse Infusion von GTN und zusätzliche N-Acetylcystein (Kurzinfusion von 5 g alle 6 Stunden für die Studiendauer von 24 Stunden) und 22 Patienten GTN intravenös und 6stündlich eine Infusion mit Plazebo. Die Infusion von GTN wurde mit einer initialen Infusionsgeschwindigkeit von 5 µg/min begonnen und dann entsprechend den klinischen Erfordernissen (anhaltende schwere Angina pectoris oder systolischer Blutdruck über 140 mmHg) stufenweise verdoppelt. Hinsichtlich der primären Studienendpunkte (Anzahl der ischämischen Episoden und Anzahl der erforderlichen Steigerungen der Infusionsgeschwindigkeit) bestanden keine statistisch signifikanten Unterschiede zwischen beiden Gruppen. Doch war die Anzahl der akuten Myokardinfarkte signifikant geringer (3/10) und die Häufigkeit symptomatischer Hypotensionen höher (7/19) in der mit N-Acetylcystein behandelten Patientengruppe.

Diese Ergebnisse lassen vermuten, daß bei Patienten mit instabiler Angina pectoris durch die kombinierte Behandlung von GTN und N-Acetylcystein die Infarkthäufigkeit reduziert wird, dieser Effekt aber mit einem erhöhten Risiko symptomatischer Hypotensionen einhergeht. Die hypotensiven Krisen traten in der Regel 30–60 Minuten nach der Kurzinfusion von N-Acetylcystein auf. Diese lassen sich nach Ansicht der Autoren möglicherweise durch eine Dosisreduktion oder eine Dauerinfusion von N-Acetylcystein vermeiden.

Dieses überraschende Ergebnis könnte einerseits auf einer effektiveren antiischämischen Wirkung dieser Arzneimittelkombination beruhen (Potenzierung der GTN-Wirkung und Verzögerung einer Toleranzentwicklung), andererseits aber mit einer effektiven Hemmung der Plättchenaggregation in Zusammenhang stehen. So potenziert N-Acetylcystein die plättchenhemmende Wirkung von Nitroglycerin, möglicherweise durch Bildung von S-nitroso-N-Acetylcystein [10]. Andererseits scheint auch die plättchenhemmende Wirkung von Nitroglycerin an einer ausreichenden Verfügbarkeit von intrazellulären reduzierten SH-Gruppen gebunden zu sein; diese Verfügbarkeit wird durch Behandlung mit GTN vermindert und durch Zugabe von N-Acetylcystein wieder ausgeglichen [19]. Es bleibt abzuwarten, ob größer angelegte Studien diese ermutigenden Ergebnisse erhärten.

Azetylsalizylsäure

Acetylsalicylsäure ist eine häufige Begleitmedikation bei Patienten mit instabiler Angina. Es gibt Hinweise, daß die vasodilatierende Wirkung der Nitrate zumindest teilweise auf eine vermehrte Freisetzung vasodilatorisch wirkender Prostaglandine zurückzuführen ist [7].

Diese Freisetzung kann durch Hemmstoffe der Prostaglandinsynthese vermindert oder aufgehoben werden. Somit könnte aus theoretischen Überlegungen die vasodilatierende Wirkung der Nitrate durch die gleichzeitige Behandlung mit Azetylsalizylsäure abgeschwächt werden. Untersuchungen über den Einfluß einer analgetisch wirksamen Dosis von Azetylsalizylsäure (1 g) und einer antiaggregatorisch wirksamen Dosis (500 mg jeden 2. Tag) ergaben eher eine Verstärkung der hämodynamischen Wirkung von sublingualem GTN, insbesondere nach Gabe der hohen Dosis von 1 g [22]. Ursächlich hierfür dürfte eine pharmakokinetische Interaktion mit der Elimination von GTN sein, die zu einem Anstieg der Plasmaspiegel von GTN und somit zu einer verstärkten Wirksamkeit führt. Für die antiaggregatorisch wirksame Dosis war diese Verstärkung aber nur diskret und ohne therapeutische Relevanz. Bei Untersuchungen an gesunden Probanden wurde die hämodynamische Wirkung von sublingual verabreichtem Nitroglycerin durch vorherige Gabe von 650 mg Azetylsalizylsäure nicht wesentlich beeinflußt [8].

Heparin

Von einigen Autoren wurde über eine Abschwächung der Heparinwirkung durch gleichzeitige intravenöse Zufuhr von GTN berichtet [5]. Der Mechanismus dieser Interaktion ist bisher unklar.

Literatur

[1] Abrams, J.: Tolerance to organic nitrates. Circulation **74** (1986) 1181–1185.

[2] Cawello, W., R. Bonn: Bioverfügbarkeitseinflüsse durch die Wahl des Infusionsmaterials bei der Therapie mit Nitroglycerin. Sanol-Schwarz GmbH, Abteilung Pharmakokinetik, Mittelstr. 11–13, 4019 Monheim.

[3] Elliot, G. T., S. L. Quinn: Nitroglycerin intravenous infusion. Drug Intell. clin. Pharm. **16** (1982) 211.

[4] Elkayam, U., D. Kulick, N. McIntosh et al.: Incidence of early tolerance to hemodynamic effects of continuous infusion of nitroglycerin in patients with coronary artery disease and heart failure. Circulation **76** (1987) 577–584.

[5] Habbab, M. A., J. J. Haft: Heparin resistance induced by intravenous nitroglycerin. Arch. Intern. Med. **147** (1987) 857–860.

[6] Horowitz, J. D., C. A. Henry, M. L. Syrjanen et al.: Combined use of nitroglycerin and N-acetylcysteine in the management of unstable angina pectoris. Circulation **76** (1988) 787–794.

[7] Levin, R. I., E. A. Jaffe, B. B. Weksler et al.: Nitroglycerin stimulates synthesis of prostacyclin by cultured human endothelial cells. J. Clin. Invest. **67** (1981) 762–769.

[8] Levin, R. I., F. Feit: The effect of aspirin on the hemodynamic response to nitroglycerin. Am. Heart. J. **116** (1988) 77–84.

[9] Levy, W. S., R. J. Katz, R. L. Ruffalo et al.: Potentiation of the hemodynamic effects of acutely administered nitroglycerin by methionine. Circulation **78** (1988) 640–645.

[10] Loscalzo, J.: N-Acetylcysteine potentiates inhibition of platelet aggregation by nitroglycerin. J. Clin. Invest. **76** (1985) 703–708.

[11] May, D. C., J. J. Popma, W. H. Black et al.: In vivo induction and reversal of nitroglycerin tolerance in human coronary arteries. N. Engl. J. Med. **317** (1987) 805–809.

[12] Noonan, P. K., L. Z. Benet: Incomplete and delayed bioavailability of sublingual nitroglycerin. Amer. J. Cardiol. **55** (1985) 184–187.

[13] Noonan, P. K., L. Z. Benet: Variable glyceryl dinitrate formation as a function of route of nitroglycerin administration. Clin. Pharmacol. Ther. **42** (1987) 273–277.

[14] Noonan, P. K., R. L. Williams, L. Z. Benet: Dose-dependent pharmacokinetics of nitroglycerin after multiple intravenous infusions in healthy volunteers. J. Pharmacokin. Biopharm. **13** (1985) 143–157.

[15] Packer, M., W. H. Lee, P. D. Kessler et al.: Prevention and reversal of nitrate tolerance in patients with congestive heart failure. N. Engl. J. Med. **317** (1987) 799–804.

[16] Pizzulli, L., U. Köhler, J. Nitsch et al.: Arzneimittelinteraktion zwischen Glyceroltrinitrat und Heparin. Z. Kardiol. **77** (1988) 83.

[17] Sanders, S. W., K. Michaelis, J. M. Maurette et al.: Relative bioavailability of two spray formulations of nitroglycerin. J. Pharm. Sci. **75** (1986) 244–246.

[18] Schneider, W., U. Kett, M. Kaltenbach: Antiischämische Wirkung einer 24stündigen kontinuierlichen Infusion mit Glyceryltrinitrat bei Patienten mit stabiler Angina pectoris. Dtsch. med. Wschr. **113** (1988) 543–547.

[19] Stamler, J., M. Cunningham, J. Loscalzo: Reduced thiols and the effect of intravenous nitroglycerin on platelet aggregation. Am. J. Cardiol. **62** (1988) 377–380.

[20] Taylor, T., I. W. Taylor, L. F. Chasseaud et al.: Pharmacokinetics and metabolism of organic nitrate vasodilators. In: I. W. Bridges, L. F. Chasseaud, G. G. Gibson (Eds.): Progress in Drug Metabolism, Vol. 10, pp. 207–336. Taylor & Francis, London, New York, Philadelphia 1987.

[21] Wagner, F., F. Siefert, E. Jähnchen: Relationship between plasma concentrations and hemodynamic tolerance to isosorbide-5-mononitrate. Naunyn-Schmiedeberg's Arch. Pharmacol. **335** (Suppl.) (1987) R 105.

[22] Weber, S., E. Rey, C. Pipeau et al.: Influence of aspirin on the hemodynamic effects of sublingual nitroglycerin. J. Cardiovasc. Pharmacol. **5** (1983) 874–877.

[23] Winniford, M. D., P. L. Kennedy, P. J. Wells et al.: Potentiation of NTG-induced coronary dilatation by N-acetylcystein. Circulation **73** (1986) 138–142.

[24] Zimrin, D., N. Reichek, K. T. Bogin et al.: Antianginal effects of intravenous nitroglycerin over 24 hours. Circulation **77** (1988) 1376–1384.

Diskussion

Roskamm: Vielen Dank, Herr Jähnchen. Gibt es zu diesem Vortrag Fragen? Insbesondere steht also das Toleranzproblem jetzt zur Diskussion.

Kukovetz: Herr Jähnchen, Sie haben es schon gesagt: Die Toleranz ist letztlich in ihrem Mechanismus, wie wir glauben, doch im Molekularen noch ungeklärt, aber mich freuen die Untersuchungen mit N-Acetylcystein, die Sie gezeigt haben, und die den Horowitz'schen entsprechen und die auch unseren Befunden an isolierten Gefäßstreifen und am isolierten grob gereinigten und am hochgereinigten Enzym entsprechen, nämlich, daß wir an all diesen Modellen Toleranz erzeugen können. An der Guanylatzyklase entspricht das einer Desensibilisierung des Enzyms, wie sie auch die Murat-Gruppe gezeigt hat. Dieses Phänomen kann vermieden werden, wenn man mit N-Acetylcystein vorinkubiert. Wir glauben, wenn ich diesen Schluß noch ziehen kann, daß die Toleranz letztlich in Mehrheit oder im wesentlichen auf einer Inaktivierung der Guanylatzyklase beruht.

Jähnchen: Klinisch-pharmakologische Untersuchungen sind selten geeignet, den Wirkungsmechanismus auf molekularer Ebene zu erforschen. Die wichtigste Frage für den Kliniker ist die nach der therapeutischen Wirksamkeit. Es ist kein Zweifel, daß im Falle der organischen Nitrate diese mit der Dauer der Zufuhr abgeschwächt wird bzw. verloren geht, unabhängig davon welcher Mechanismus hierfür verantwortlich ist.

Klaus: Ja, ich habe nun doch etwas Verständnisschwierigkeit, Herr Kukovetz, mit Ihrer letzten Erklärung, denn Herr Jähnchen hat ja mit seinen Schlußworten schon darauf hingewiesen, daß man einfach durch Dosiserhöhung das Phänomen Toleranz durchbrechen kann, und wie ist das so einfach mit Ihrer Vorstellung, daß eine Desensibilisierung der Guanylatzyklase das wäre? Wie kann man durch weitere Dosiserhöhung des Nitrats dann trotzdem einen Effekt bekommen? Man müßte doch erwarten, daß das irgendwie dann, ja letzten Endes überhaupt nicht mehr wirken würde. Und das Grundphänomen ist tatsächlich, daß man an allen isolierten Gefäßpräparaten einfach durch Dosiserhöhung wiederum zum maximalen Effekt kommt. Die Dosiswirkungskurve ist nur nach rechts verschoben, und das Ganze kann man durch die Gabe von Cystein oder anderen SH-Gruppen-Donatoren wieder empfindlicher machen. Das ist natürlich aber nur ein Teilaspekt, aber ein Grundphänomen dabei ist, die Dosissteigerung von Nitrat macht wiederum eine Relaxierung am völlig toleranten Gefäß.

Jähnchen: Hinsichtlich der Definition der Toleranz unterscheiden sich möglicherweise Kliniker und experimentelle Pharmakologen. Eine Rechtsverschiebung der Dosis-Wirkungskurve um den Faktor 10 am isolierten Gefäßstreifen würde man als Wirkungsabschwächung bezeichnen, während unter klinischen Bedingungen man hier von einer kompletten Toleranz spricht. Es ist schwer vertretbar, hier den Beweis anzutreten, daß mit einer 10fachen Dosiserhöhung die ursprüngliche vorhandene Wirksamkeit wieder erreicht werden kann.

Klaus: Ich wollte auch nicht zum klinischen Aspekt der Toleranz hier etwas sagen, Herr Jähnchen, sondern zur Erklärung des Grundmechanismus. Ich kann es eben nicht verstehen, wenn das zutreffen soll, was Herr Kukovetz gesagt hat, daß auf dieser Basis die Toleranz sich entwickeln soll, wenn man einfach durch Dosiserhöhung dann trotzdem wieder zum Erfolg kommt.

Kukovetz: Das ist ganz richtig, Herr Klaus, wir kriegen eine glatte Verschiebung der Dosiswirkungskurve nach rechts mit gleichem Maximum. Die Erklärung hierfür würde die molekulare Aufklärung der Entstehung der Toleranz beinhalten. Wir haben sie nicht, aber eine mögliche Erklärung bieten schon Arbeiten von Böhme, der gezeigt hat, daß das Enzym vier aktivierbare SH-Gruppen enthält, deren Aktivierung allerdings – wenn sie laufend erfolgt – schrittweise dann auch wieder zu einer Inaktivierung des Enzyms führt. Wie es richtig geht, wissen wir letztlich nicht.

Perach: Ich möchte noch eine klinische Beobachtung hinzufügen. Es gibt sehr häufig doch die Beobachtung, daß man schon durch kleine Dosisanhebungen von 3 auf 4 oder 5 mg tatsächlich eine Verschiebung wieder aufhebt. Es gibt aber auch Fälle, und gerade die sind mir in der letzten Zeit, unglückseligerweise muß ich gestehen, dreimal hintereinander passiert, wo durch eine Fehleinstellung des Perfusors eine Menge von 99 mg innerhalb von einer 3/4 Stunde eingelaufen ist, ohne daß überhaupt irgend etwas passiert ist: weder ein Druckabfall noch ein Frequenzanstieg. Und dieses gleich innerhalb von 5 Monaten hintereinander dreimal.

Jähnchen: Im Zustand der vollständigen Toleranz kann selbst eine 50–100fache Dosissteigerung wirkungslos bleiben. Andererseits gibt es bereits primär große interindividuelle Unterschiede in der Ansprechbarkeit gegenüber Nitroglycerin. So ist z. B. bei der Stauungsherzinsuffizienz mit ausgeprägten peripheren Ödemen die Wirksamkeit herabgesetzt. Auch gibt es gesunde Personen, bei denen 0,8 mg Nitroglycerin sublingual hämodynamisch völlig unwirksam ist. Die Ursachen hierfür sind weitgehend unbekannt.

Praxis und Erfolge der Nitrattherapie bei instabiler Angina pectoris

W.-D. Bussmann

Einleitung

Die optimale Therapie der instabilen Angina pectoris ergibt sich aus dem Verständnis der zugrundeliegenden Pathophysiologie. Wir unterscheiden zwischen *stabiler Angina pectoris*, die als gleichbleibend und belastungsabhängig einzustufen ist und der *instabilen Angina pectoris*, die neu auftritt, zunehmend auch in Ruhe vorkommt oder schon bei geringer körperlicher Belastung, meist länger anhält, manchmal mit einer Dauer von über 30 min.

Verlaufsformen

Als Beispiel mag der Fall einer 72jährigen Patientin gelten, die seit 4 Jahren eine Angina pectoris nach 3 Etagen Treppensteigen angibt. Jetzt, seit 2 Tagen ist sie instabil. Die Angina pectoris tritt schon morgens beim Waschen auf. Außerdem hat sie jeden Morgen gegen 5.00 und 7.00 Uhr zwei anhaltende Anfälle. Bei ihr wurde eine konservative medikamentöse Therapie durchgeführt. Sie war nach 3 Tagen wieder stabil. Stabil bedeutet, daß nach Ablauf dieser Zeit die Angina pectoris-Anfälle erst wieder nach einer körperlichen Belastung von 3 Etagen Treppensteigen auftreten.

Ein anderes Beispiel ist ein 67jähriger Patient mit bekannter koronarer Herzkrankheit aber geringer Symptomatik. Er ist seit 8 Stunden instabil. Ein Angina pectoris-Anfall hat länger als 30 min angehalten. Im EKG findet sich eine ST-Senkung. Es werden Nitrate, Kalziumantagonisten und Azetylsalizylsäure eingesetzt und wegen der ST-Streckensenkung im Belastungs-EKG zusätzlich eine intravenöse Thrombolysetherapie. Anschließend ist der Patient wieder stabil.

Der Verlauf bei Instabilität ist durch folgende Möglichkeiten gekennzeichnet: Entweder kommt es zu einer spontanen Stabilisierung nach 3–5 Tagen, wobei wahrscheinlich die körpereigene Lyse den teilweise okkludierenden Thrombus im Kranzgefäß wieder aufgelöst hat. In einem anderen Fall kommt es zur Konsolidierung und Rückgang der Beschwerden. Ein nicht-transmuraler Infarkt kann zurückbleiben. Bei der dritten Verlaufsform geht die Instabilität in einen definitiven Herzinfarkt über.

Ursachen

Wenn wir nach den Ursachen der plötzlichen Instabilität fragen, kommen verschiedene Möglichkeiten in Frage. Es kann sich um einen neuen Schub der Koronarsklerose handeln. Oder es kommt zum Aufbruch der Intima in der Stenose selbst. Es kann auch eine stärkere koronarspastische Komponente, die sich auf die vorhandene Stenose verengend auswirkt, Ursache sein. Häufig sind es Thrombozyten, die sich akkumulieren und im Bereich der Stenose Aggregate bilden und dadurch das Lumen vermindern bis hin zur Bildung einer wandstän-

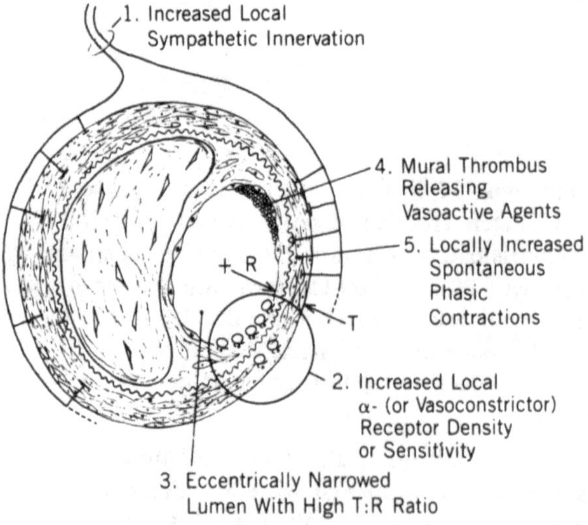

Abb. 1 Schnitt durch eine verengte Kranzarterie. Links, ein großer arteriosklerotischer Plaque, rechts, das Restlumen. Bedeutsam ist die erhöhte sympathische Aktivierung dieses kurzen Gefäßabschnittes mit Vermehrung der alphakonstriktorischen Elemente. Durch Intimaaufbruch kann es zu muralen Thromben kommen, die intermittierend auch das ganze Gefäßlumen verschließen können. Durch Vasokonstriktion wird das Lumen noch enger gestellt.

digen Thrombose oder dem intermittierenden thrombotischen Verschluß des Gefäßes.

In Abbildung 1 ist das stenotische Gefäßsegment im Querschnitt gezeigt. Kennzeichnend sind die stark erhöhte sympathische Aktivierung dieses Gefäßabschnittes und die Vermehrung der alphakonstriktorischen Rezeptoren, so daß eine stärkere Neigung zur Gefäßkonstriktion besteht. Durch das Fehlen von normalen Endothelflächen im stenosierten Bereich ist eine deutliche Verminderung des Endothelium-Derived-Relaxing-Factors (EDRF) wahrscheinlich. Häufig findet sich ein muraler Thrombus, der in seiner Größe schnell wachsen kann. Dieser kann auch das ganze Gefäß zumindest intermittierend verschließen.

Therapiekonzept

In Analogie zu den pathophysiologischen Gegebenheiten ist das Therapiekonzept bei instabiler Angina pectoris deshalb durch die folgenden drei Punkte gekennzeichnet:

1. Medikamentöse Weitstellung in der Stenose
2. Verhinderung weiterer Thrombozytenaggregate
3. Auflösung des Thrombus.

Entsprechend wird die Medikation eingesetzt. An erster Stelle stehen Nitrate. Wir geben Nitroglycerin intravenös über 24 h und anschließend eine orale Nitrattherapie mit Isosorbiddinitrat oder Isosorbid-5-Mononitrat in einer Dosierung von 3 × 20 mg. In jedem Fall wird mit einem Kalziumantagonisten kombiniert und zwar mit Gallopamil, Verapamil oder Diltiazem. Die Gallopamildosis beträgt 3 × 50 mg, die Verapamildosis 3 × 120 mg und Diltiazem 3 × 60 mg. Nifedipin wird wegen der Frequenzsteigerung und häufig stärkeren Blutdrucksenkung nur noch selten eingesetzt.

Ein weiteres wichtiges Therapieelement ist die Gabe von Azetylsalizylsäure in einer Dosierung von 300–1000 mg/Tag. In letzter Zeit konnte durch verschiedene Untersucher gezeigt werden, daß auch mit niedrigen Dosen (100–300 mg) ein ausreichender Schutz gegen erneute Thrombozytenaggregate und Thrombosierung des Gefäßes gegeben ist. Bei ischämischen Zeichen im EKG kann zusätzlich eine intravenöse Lysetherapie durchgeführt werden, entweder mit Streptokinase, Urokinase oder den Tissue-Plasminogen-Aktivatoren (TPA).

Wirkungen der Nitrate

Der Mechanismus der Wirkung von Nitraten wird heute in einem anderen Licht gesehen. In erster Linie ist die Erweiterung des verengten Koronargefäßsegmentes von Wichtigkeit, da dadurch der Bluteinstrom in das ischämische Gebiet sofort verbessert wird. Schon sehr kleine Nitratdosen bewirken eine Dilatation der Koronarstenose und führen zur Flußverbesserung (Abb. 2). Erst in zweiter Linie spielt die Erweiterung des venösen Systems und die Verminderung der Blutfülle und damit Verminderung des linksventrikulären Füllungsdruckes eine Rolle. Eine etwas höhere Nitratdosis ist erforderlich. An dritter Stelle wird die Erweiterung der Arteriolen und damit die Senkung des Blutdrucks und des peripheren Widerstandes als Entlastungsmechanismus für den linken Ventrikel für wichtig angesehen. Dieser Mechanismus kommt auch erst bei höheren Nitratdosen zum Tragen. Die Änderung in der Reihenfolge der Nitratwirkung hat insofern Bedeutung, als früher geglaubt wurde, daß die Verminderung der Vor- und Nachlast der entscheidende Mechanismus der antiischämischen Wirkung dieser Substanzen ist.

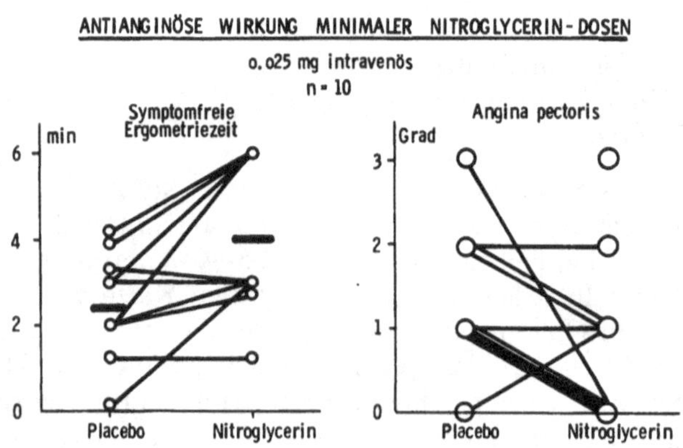

Abb. 2 Doppelblinde, randomisierte Untersuchung zur Wirkung von Nitroglycerin i. v. in einer Dosierung von 0,025 mg im Vergleich zu Plazebo.

Feldman und Mitarbeiter haben schon 1981 nachweisen können, daß es nach sublingualer Gabe von 0,4–0,8 mg Nitroglycerin sublingual zu einer deutlichen Erweiterung von Kranzarterienstenosen kommt [2]. Sie wiesen besonders auf die Bedeutung der Erweiterung in den höhergradigen Stenosen hin. Hierbei nimmt die Querschnittsfläche um 36% zu, wodurch es zu einer Flußverbesserung von 100–200% kommen kann.

In der Tat läßt sich nachweisen, daß hochgradige Stenosen durch Gabe von Nitroglycerin deutlich erweitert werden und auch konzentrische Stenose gut auf Nitroglycerin reagieren, sei es nun bei sublingual, intravenöser oder intrakoronar Applikation (Abb. 3). Bei Dreigefäßkrankheiten wird eine Vielzahl von Stenosen

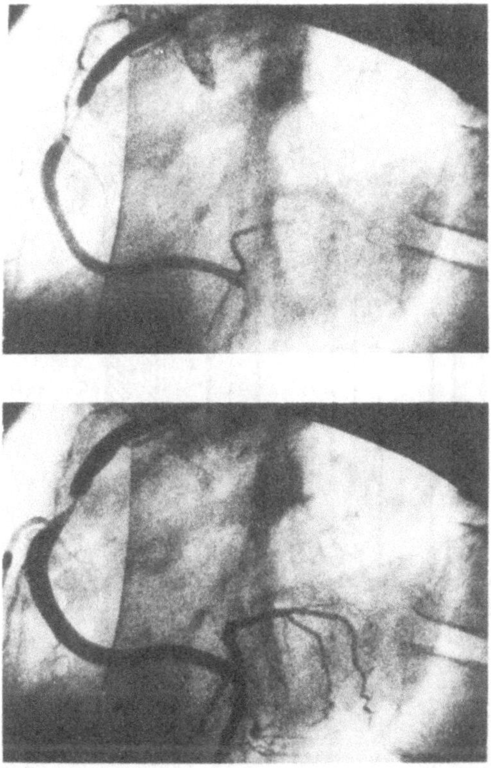

Abb. 3 Exzentrische und hochgradige Stenose oben vor und unten nach Gabe von intrakoronarem Nitroglycerin. Durch die Erweiterung des stenotischen Abschnittes wird auch die Gefäßperipherie besser versorgt. Dargestellt ist die rechte Kranzarterie.

erweitert und dabei oft eine dramatische Verbesserung der klinischen Situation bewirkt. In unseren früheren Untersuchungen [1, 7] zum niedrigdosierten Nitroglycerin konnten wir zeigen, daß eine Injektion von 0,025 mg Nitroglycerin regelmäßig zu einer Reduktion der Ischämiereaktion im Belastungs-EKG führt.

In einer neueren Untersuchung an 40 Patienten [8] konnte doppelblind nachgewiesen werden, daß bei intravenöser Gabe einer minimalen Dosis von 0,025 mg Nitroglycerin eine Weitstellung der normalen Kranzgefäße nicht zustande kommt, jedoch eine signifikante Zunahme des Durchmessers in der Stenose zu konstatieren ist (Abb. 4). Kleinste Nitroglycerindosen erweitern die Koronarstenosen. Änderungen des Blutdrucks, der Herzfrequenz und des Füllungsdruckes fehlen.

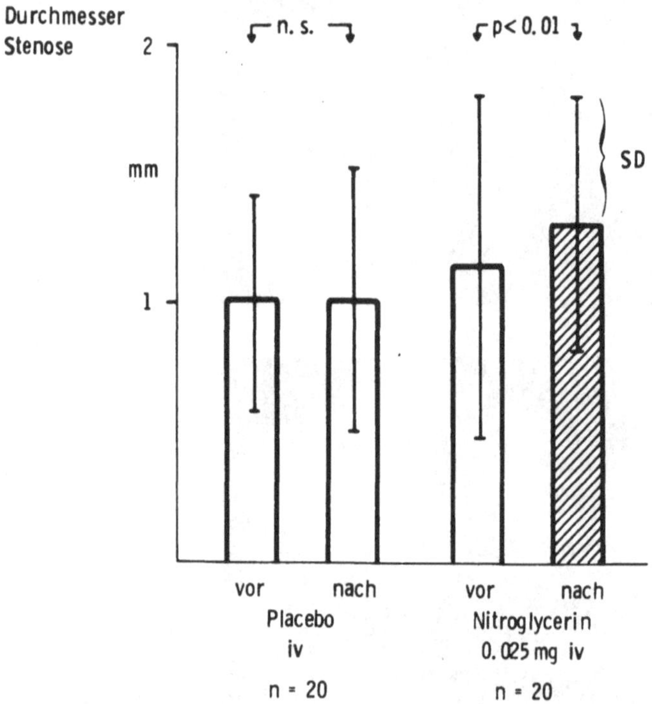

Abb. 4 Links: keine Wirkung auf gesunde Gefäßabschnitte, rechts: signifikante Erweiterung in der Koronarstenose. Gleichzeitig treten Veränderungen an Blutdruck, Herzfrequenz und linksventrikulärem Füllungsdruck nicht auf.

Nitrattoleranz

In letzter Zeit hat das Verständnis zur Wirkungsabschwächung oder Toleranzentwicklung durch verschiedene Untersuchungen zugenommen und die Einordnung unterschiedlicher Befunde ist heute leichter möglich. So hat sich aus den Untersuchungen mit Nitratpflaster ergeben, daß eine Wirksamkeit in den ersten 8–12 Stunden nachweisbar ist, danach aber eine antianginöse Wirkung wegen der konstanten Plasmaspiegel nicht mehr gegeben ist. Daraus ließ sich ableiten, daß nicht die kontinuierliche, sondern die diskontinuierliche Verabreichung von Nitraten erforderlich ist. Die chronische Nitrattherapie ist durch die Aneinanderreihung von Akutwirkungen am besten zu umschreiben. Wie Schneider et al. zeigen konnten, kommt es auch zu einer antianginösen Wirkungsabschwächung bei intravenöser Gabe von Nitroglycerin innerhalb von 24 Stunden [5]. Während anfänglich nach 1 1/2 Stunden eine deutliche Reduktion der Ischämiereaktion nachgewiesen wurde, war der Effekt nach 24 Stunden nur noch gering.

In einer weiteren Untersuchung von Schneider et al. wurde aber immerhin nachgewiesen, daß auch bei einer täglichen Dosierung von 3 × 40 mg Isosorbiddinitrat die chronische Wirkung gegenüber der Akutwirkung nur geringfügig abgeschwächt ist [6].

Insgesamt ist aus den Befunden zur Nitrattoleranz zu folgern, daß eine medikamentöse Abdeckung eines Patienten mit Angina pectoris über einen Zeitraum von 24 h mit einem Nitrat nicht mehr als realistisch einzustufen ist. Insbesondere bei der instabilen Angina pectoris sind deshalb zusätzliche Medikamente erforderlich.

Begleitmedikation

Insofern spielen die Kalziumantagonisten als Begleitmedikation eine bedeutsame Rolle. Auch sie haben eine deutlich spasmolytische Wirkung an den Kranzarterien, die zwar gegenüber den Nitraten zurücktritt, aber ausreichend ist, um z. B. in der Nachtpause genügenden antianginösen Schutz zu bieten. Besonders geeignet sind die Kalziumantagonisten vom Verapamil- und Diltiazemtyp. Wir verwenden in Frankfurt in letzter Zeit Verapamil, Gallopamil und Diltiazem. Mit beiden Substanzen ist eine Reduktion der Ischämiereaktion um 50% zu erreichen.

Nach Untersuchungen von Hopf und Mitarbeitern kommt es nach Nifedipin unter körperlicher Belastung zu einer Frequenzsteigerung, während die Kalziumantagonisten vom Typ des Verapamils und Gallopamils eine deutliche Frequenzverminderung gegenüber Plazebo bewirken [4]. Außerdem ist die Ischämiereaktion unter Gallopamil oder Verapamil deutlich stärker vermindert als unter Nifedipin.

Bei Patienten mit vasospastischer Angina pectoris haben doppelblinde Vergleichsuntersuchungen mit Nifedipin und Isosorbiddinitrat keine Wirkungsunterschiede ergeben, so daß eine spezielle Indikation für Nifedipin bei der vasospastischen Angina nicht mehr gegeben ist [3].

Zusammenfassung

Für die Therapie bei instabiler wie auch stabiler Angina pectoris sind Nitrate als Mittel der ersten Wahl und Basistherapie einzusetzen. Begonnen wird mit einer mittleren Dosis, eine Dosissteigerung ist effektiv. Durch Intervalltherapie, d. h. Nachtpause ist eine dauerhafte antianginöse Wirksamkeit zu erreichen. Für das nitratfreie Intervall sind zusätzlich Kalziumantagonisten erforderlich. Der Wirkungsmechanismus von Nitroglycerin und Nitraten geht in erster Linie über die koronare Weitstellung in der Stenose. Nitrate sind für alle Formen der Angina pectoris geeignet.

Literatur

[1] Bussmann, W.-D.: Transdermal nitroglycerin: Concluding remarks. In: W.-D. Bussmann, A. Zanchetti (Eds.): Transdermal nitroglycerin therapy, S. 66–71. Hans Huber Publishers, Bern–Stuttgart–Toronto 1985.

[2] Feldman, R. L., C. J. Pepine, C. R. Conti: Magnitude of dilatation of large and small coronary arteries by nitroglycerin. Circulation **64** (1981) 324–333.

[3] Hill, J. A., R. L. Feldman, C. J. Pepine et al.: Randomized double-blind comparison of nifedipine and isosorbide dinitrate in patients with coronary arterial spasm. Am. J. Cardiol. **49** (1982) 431–438.

[4] Hopf, R., H. Drews, M. Kaltenbach: Die antianginöse Wirkung von Gallopamil im Vergleich mit einem anderen Calciumantagonisten und Placebo. Z. Kardiol. **73** (1984) 578–585.

[5] Schneider, W., U. Kett, M. Kaltenbach: Antiischämische Wirkung einer 24stündigen kontinuierlichen Infusion mit Glyceryltrinitrat bei Patienten mit stabiler Angina pectoris. Dtsch. med. Wschr. **113** (1988) 543–547.

[6] Schneider, W., F.-D. Maul, W.-D. Bussmann et al.: Comparison of the antianginal efficacy of isosorbide dinitrate (ISDN) 40 mg and verapamil 120 mg three times daily in the acute trial and following two-week treatment. Europ. Heart. J. **9** (1988) 149–158.

[7] Sievert, H., W. Rimili, W. Schneider et al.: Antianginöse Wirksamkeit minimaler Nitroglycerindosen. Z. Kardiol. **74** (1985) (Suppl. 3) 80.

[8] Sievert, H., G. Selzer, G. Kober et al.: Nitroglycerin intravenös in extrem niedriger Dosierung bewirkt eine Erweiterung von Koronarstenosen. Z. Kardiol. **76** (1987) Suppl. 1) 272.

Diskussion

Roskamm: Vielen Dank Herr Bussmann! Wenn ich noch einen Satz zur Klarstellung sagen darf. Auf dem einen Diagramm hatten Sie gezeigt, daß die Dauerinfusion von Nitroglycerin um jeweils zwei Stunden unterbrochen wird. Sie hatten aber schon gesagt, man *könnte* das Intervall auch verlängern. *Muß* man es nicht verlängern?

Bussmann: Es reicht nicht aus. Dieses Intervall muß in der Größenordnung von 8 bis 10 Stunden sein. Das liegt wahrscheinlich an den Metaboliten in Form des Dinitrats und verschiedene Mononitrate.

Rafflenbeul: Erst mal wollte ich Ihnen gratulieren zu den wunderbaren Bildern der Nitrat-Dilatation von Herzkranzgefäßen, die uns noch einmal bestätigen, was wir heute morgen schon besprochen haben, ohne daß wir es miteinander abgesprochen hatten. Ich will nur eins zu der Rangfolge der Wirkungsmechanismen sagen. Wir haben das zwar als erste nachgewiesen, daß man Koronarstenosen dilatieren kann mit Nitroglycerin und auch mit Nitraten, aber es ist eben doch kein durchgängiges Phänomen. Ich hab heute morgen auch ein Bild gezeigt, daß es etwa doch nur bei 50 bis 70% der Stenosen zu einer Dilatation kommt, und ich würde aufgrund dieser Befunde die Rangfolge der Nitratwirkung nicht umschmeißen, also ich würde immer noch sagen, daß der peripher entlastende Effekt ganz im Vordergrund steht. Bei der instabilen Angina pectoris spielt natürlich gerade die Koronardilatation eine wesentliche Rolle, aber man kriegt sie halt eben doch nicht bei allen Stenosen hin, und es gibt auch dafür viele Beweise. Dann noch mal eins zum methodischen Problem, das aus dem Braun-Bild und auch aus Ihrer Gruppe ganz deutlich wird. Wenn man Stenosen vermißt, die nur 1 mm Durchmesser haben oder noch kleiner sind, kriegt man so große Fehler herein, daß man dann wirklich kaum noch versprechen kann, daß das eine eklatante Dilatation ist. Ich habe besonders darauf hingewiesen, daß es gerade bei hochgradigen Stenosen nur 36% sind. Von den 36% gehen leicht 25% als methodischer Fehler wieder verloren. Das kommt auch in den großen Standardabweichungen der Messungen zu Tage.

Bussmann: Ja, es ist in der Tat natürlich schwierig, so enge Kranzgefäße sorgfältig zu vermessen, aber ich glaube, trotz der methodischen Einwände kann man davon ausgehen, daß bei dem größten Teil der Patienten, schränken wir es vielleicht so ein, das Entscheidende am Kranzgefäß passiert. Ich kann mir auch immer nicht vorstellen, wenn bei einem Patienten, der einen Angina-pectoris-Anfall hat, erst das ganze venöse pooling passieren muß und der Blutdruck absinken muß, ehe der AP-Anfall verschwindet. Der entscheidende Punkt ist der Anstieg des Flusses durch das stenosierte Gefäß. Das müssen wir weiter erhärten und durch weitere Untersuchungen bestätigen.

Bassenge: Ich darf zu der Reihenfolge ganz kurz noch bemerken: beide Ansatzwege sind natürlich effektiv, und man kann beweisen, daß was passiert, aber was man im Auge behalten sollte, ist das, wenn man den Fluß verbessert in irgendeiner Weise, daß dann die Antiaggregationstendenz sehr viel besser zum Zuge kommt und daß man zeigen kann, daß eben deutlich mehr EDRF freigesetzt wird und daß damit weniger Thrombozytenanhaftung passiert. In verschiedenen Arbeiten haben also mehrere Autorengruppen in letzter Zeit gezeigt, daß EDRF ein ganz starker Antiaggregator ist, wahrscheinlich spielt es eine größere Rolle sogar als das Prostazyklin, das man zum Beispiel Indometacin geben kann, ohne daß sehr viel passiert. Nimmt man aber den EDRF isoliert weg, dann hat man eine deutliche Aggregationstendenz. Also, in dieser Hinsicht ist, glaube ich, das NO, was direkt am Endothel freigesetzt wird, wo sich dann die Thrombozyten anhaften, ein sehr wichtiger Gesichtspunkt.

Bussmann: Das wäre der Aspekt, daß schon Thrombozytenaggregate in der engen Stelle sitzen. Wird die Stenose erweitert, wird der Strom zunehmen und durch die Scherkräfte, wie Sie sagten, die Antiaggregation erreicht. ... Ein Spüleffekt.

Kukovetz: Eine Anmerkung grundsätzlicher Art zu Ihrem Vortrag, Herr Bussmann. Sie haben gesagt, Nitrate ahmen das nach, was die Natur schon von selber tut, nämlich EDRF bzw. NO freisetzen, und da möchte ich ein bißchen zur Vorsicht mahnen. Es gibt keinen schlüssigen Beweis, daß an menschlichen Koronararterien EDRF tatsächlich freigesetzt wird. Versuche mit Azetylcholin, um einen solchen Effekt zu sehen, sind bislang immer negativ beschrieben worden. Ich glaube auch, daß es dieses Phänomen gibt, aber es ist an menschlichen Koronarien noch nicht bindend nachgewiesen.

Bussmann: Ich würde dem nun entgegenhalten: Nitroglycerin gibt es seit hundert Jahren. Es ist eigentlich das Medikament, daß der Kardiologe hat. Irgendwas Besonderes muß es schon sein, und ich glaube, daß gerade diese Linie, die Herr Bassenge in seinem Vortrag sehr schön klargemacht hat, daß das NO bzw. EDRF der entscheidende Punkt ist und Nitroglycerin das gleiche System benutzt. Das würde alles logisch erklären und auch meinen Befund, daß im Anfall an der Kranzarterie etwas passiert, daß dadurch die Verbesserung zustande kommt.

Kukovetz: Aber es ist noch nicht bewiesen, noch nicht endgültig und auch noch nicht am Menschen. Daß Nitroglycerin über NO wirkt, die Guanylatzyklase aktiviert und im Muskel, im Gefäßmuskel, Erweiterung macht, darüber besteht überhaupt kein Zweifel, nur ob EDRF wie das NO hier eine Rolle spielt, das ist noch nicht erwiesen, und die bisherigen Resultate sind negativ.

Tillmanns: Ja, ganz kurz mal zum letzten Punkt, was Herr Bussmann sagte bezüglich der Dilatation. Ich glaube, wir dürfen aber nicht immer nur auf die Stenose selbst, auf den stenosierten Bereich gucken, das ist vielleicht ein großer Fehler. In Circulation wurde vor 10 Jahren publiziert, daß, wenn Sie Nitroglycerin intravenös geben, bei der Katze und bei der Ratte, Sie dann Arteriolen dilatieren können im größeren Bereich 30 bis 100 Mikrometer. Wenn Sie jetzt den Druck messen in der myokardialen Endstrombahn im schlagenden Herzen, dann stellt ja das Delta P von den größeren Gefäßen zu den kleineren Gefäßen ab. Die Leitfähigkeit nimmt zu. Das heißt, auch unter diesen Bedingungen kommt es eindeutig zu einem auch den nach diesen Stenosen nachgeschalteten Gebiet, aber nicht jetzt in den ganz kleinen Gefäßen, welche den metabolischen Autoregulation unterliegen, zu einer Weitstellung, die ungefähr etwa 20% betragen kann. Das ist bei intravenöser und auch bei intrakoronarer Gabe der Fall, das heißt, der Faktor, der dazukommt, der hier mitspielt, also nicht immer nur im stenosierten Bereich selbst.

Bussmann: Ja, aber ich möchte trotzdem darauf insistieren, daß ich den stenosierten Bereich meine. Ich habe die Untersuchung gezeigt mit den 40 Patienten im Doppelblindversuch, wo sich nur an der Stenose nach Nitroglycerin etwas geändert hat – die Dosis wurde ganz niedrig gewählt – und nichts am Blutdruck. Also, an den Arteriolen hatte sich noch nichts geändert, und Herr Bassenge hat in seinem ersten Bild gezeigt, daß die Wirkung an den Arteriolen erst ganz spät, bei hohen Dosen kommt.

Hugenholtz: Ja, aber Dilatation sieht man doch auch an den übrigen Gefäßen. Wer intrakoronar viel macht, der sieht doch, daß die Gefäße weit werden.

Bussmann: Wenn Sie die Dosis ganz klein machen, dann werden die Kranzarterien nicht mehr weit, nur die Stenose. Das ist der entscheidende Punkt. Das waren nur 25 Mikrogramm intrakoronar, da ist kein Effekt an den großen Gefäßen mehr nachweisbar. Aber wenn ich die klassische Dosis gebe – von 1 mg – in die Kranz-Kranzarterie, ist alles weit.

Therapie der instabilen Angina pectoris: perkutane transluminale Koronarangioplastie (PTCA), Nitrate, Kalziumantagonisten, Beta-Blocker

P. G. Hugenholtz, H. Suryapranata, P. W. Serruys, P. J. de Feyter

Einleitung

Das Interesse des Autors an dieser Thematik besteht seit mindestens einem Jahrzehnt. Heute noch aktuell sind eigene Ausführungen anläßlich der Tagung „Instabile Angina" vor 5 Jahren in Rotterdam, die zu wiederholen gestattet sei: „Jeder Arzt, der unmittelbar mit der Versorgung von koronaren Herzkranken befaßt ist, weiß aus eigener Erfahrung, daß die schwierigsten Entscheidungen jene Patienten betreffen, die sich an der Wasserscheide von Angina pectoris und Myokardinfarkt befinden. Eine Reihe therapeutischer Maßnahmen ist empfohlen, hunderte wissenschaftliche Beiträge sind publiziert, viele sorgfältig angelegte Studien sind durchgeführt worden und dennoch muß (müssen) die wirkliche(n) Ursache(n) und die optimale Therapie erst noch gefunden werden. 20 Jahre klinische und experimentelle Forschung haben keineswegs alle Probleme gelöst. Die instabile Angina hat weiter unerwartete, aber vermeidbare Todesfälle und Infarkte bei viel zu vielen Patienten zur Folge. Im Gegensatz dazu erweisen sich Befürchtungen bei anderen KHK-Patienten als unberechtigt. Woran liegt das? Stellen wir nicht die richtige Diagnose, wenden wir die falsche Behandlung an oder trotzt diese Erkrankung unseren Möglichkeiten?" [1]

Der wichtigste Grund für diese Diskrepanzen im klinischen Alltag ist darin zu sehen, daß wir es mit einer multifaktoriellen Erkrankung zu tun haben. Beim selben Patienten können verschiedene pathophysiologische Mechanismen sowohl zu verschiedenen Zeiten als auch nacheinander wirksam werden. Die instabile Angina selbst begegnet uns als ein kontinuierliches Spektrum von Ischämiesyndromen. Aus diesem Grunde muß sich jeder Arzt, der einen Patienten mit instabiler Angina pectoris behandelt, über die zahlreichen Faktoren im klaren sein, die ursächlich den Krankheitsprozeß zu einem bestimmten Zeitpunkt unterhalten und gleichzeitig bedenken, daß jederzeit ein anderer Mechanismus

Nitroglycerin VI

einsetzen oder eine spontane Besserung vorkommen kann. Daher wird es auch niemals eine *einzige* oder *optimale* Therapie für die instabile Angina geben. Bestenfalls ist eine *optimale* Therapie für ein *besonderes Erkrankungsstadium* zu einem besonderen Zeitpunkt für *den individuellen Patienten* zu erwarten. Welche Bedeutung hat die instabile Angina pectoris heute? Sie markiert immer noch die Grenze zwischen dem beherrschbaren Syndrom (durch den Patienten) der Belastungsangina und dem unbeherrschbaren Verlust von Gewebe (durch den Arzt), der einem Myokardinfarkt folgt. Leider ist die Grenze unscharf, auch im zeitlichen Sinne. Nicht jede instabile Angina pectoris mündet in einen Myokardinfarkt oder eine prolongierte Ischämie bzw. in einen plötzlichen Herztod. Unklar bleibt indes, welche Symptome der instabilen Angina pectoris tatsächlich den plötzlichen Herztod vorhersehen lassen. Ungeachtet der Ergebnisse klinischer Studien sind wir noch weit von einem wirklichen Verständnis des instabilen Angina-pectoris-Syndroms entfernt. Der ungewisse Krankheitsverlauf im Einzelfall zwingt uns daher, allen Patienten eine maximale Versorgung zukommen zu lassen, unabhängig davon, ob dieselbe evtl. benötigt wird oder nicht. Die Behandlung sollte eine prompte (d. h. innerhalb von höchstens 24–36 Stunden) Symptomfreiheit zum Ziele haben und somit Infarkt oder Tod vermeiden. Meine feste Überzeugung ist, daß jede Attacke einer instabilen Angina pectoris, die adäquat erkannt und behandelt wird, nicht in einen Myokardinfarkt oder in den Tod übergehen muß.

Sofortmaßnahmen

Patienten mit abruptem persistierendem Brustschmerz begeben sich gewöhnlich in ärztliche Behandlung (Hausarzt, mobile Koronareinheit, Notfallraum, koronare Wachstation). Die Therapie des schweren Brustschmerzes beginnt unmittelbar, i. a. ohne vorherige Diagnose, mit Medikamenten der ersten Wahl: sublingual oder i. v. verabreichtes Glyceroltrinitat, Nifedipin, Fentanyl, Opiate. Der Allgemeinarzt, sofern in die Behandlung des Patienten involviert, sollte denselben stets in eine Klinik überweisen, nachdem die erste medikamentöse Hilfeleistung erfolgt ist und ein akutes kardiales Ereignis vermutet wird. Andernfalls sollte der Notarzt eingeschaltet werden. Unter Umständen handelt der Patient (oder seine Angehörigen) in eigener Verantwortung.

Bei Krankenhausaufnahme sind erste diagnostische Maßnahmen einzuleiten, sobald der Brustschmerz nachgelassen hat. Die Beurteilung der Reaktion des Patienten auf die Schmerzbehandlung, die Anamnese und das EKG erfordern in erster Linie die Aufmerksamkeit des Klinikarztes. Danach kann hinreichend zuverlässig beurteilt werden, ob eine myokardiale Ischämie (reversibel oder irreversibel) als wahrscheinliche Ursache des Brustschmerzes vorliegt. Sodann ist der Einzelfall einer der drei nachfolgenden Kategorien zuzuordnen: (1) Verdacht auf akuten Myokardinfarkt, d. h. irreversible Ischämie; (2) Verdacht auf instabile Angina, d. h. reversible Ischämie; (3) wahrscheinlich keine Angina, d. h. keine akute Ischämie. Jede dieser Kategorien erfordert spezifische therapeutische Konsequenzen (Tabelle 1). Ein Infarkt ist noch vor der Enzymbestimmung, die

Tabelle 1 Stationäre Stufenbehandlung bei instabiler Angina pectoris

	Nitrate	Beta-Blocker	Kalziumantagonisten
Bei allen Patienten			
	Bettruhe, Sedierung, Behandlung von Hypertonie, Anämie, Tachykardie usw.		
Zusätzliche medikamentöse Therapie bei subakuten Verläufen:			
	Nitrate	Beta-Blocker	Kalziumantagonisten
1	oral	oral	–
2	sublingual	oral	oral
3	i.v.	i.v.	sublingual/i.v.
Weitere invasive Maßnahmen bei akutem persistierendem Verlauf			
4	Dringliche Koronarangiographie, abhängig davon: Angioplastik oder Operation, ggf. intraaortale Ballonpumpe		

einige Stunden in Anspruch nehmen kann, als wahrscheinlich anzunehmen: (1) wenn der unerträgliche Brustschmerz über mehr als 30 min anhielt (insbesondere, wenn keine Reaktion auf Nitrate erfolgte und Opiate zur Behandlung des Brustschmerzes erforderlich waren); (2) wenn ausgesprochen vegetative Symptome oder eine Herzinsuffizienz bestehen; oder (3) wenn typische EKG-Veränderungen vorliegen. Aufgaben der Frühbehandlung: (1) Schmerzlinderung (Opiate, heute seltener eingesetzt, i. v. verabfolgte Nitrate und ggf. Beta-Blocker sind meist ausreichend), Behandlung der Dyspnoe (Diuretika oder ACE-Hemmer i. v.) und des Erregungs- oder Angstzustandes (wie oft wird dies übersehen?); (2) lebensbedrohende Arrhythmien (ischämie- oder reperfusionsbedingt) erfordern eine ständige Überwachung und ein sofortiges Eingreifen. (Wirksame Behandlungsmöglichkeiten – Antiarrhythmika und Defibrillation – haben die Rhythmusstörungen an das Ende der Todesursachenskala gerückt); (3) Eingrenzung des infarzierten Herzmuskels und (4) Behandlung einer eventuell vorhandenen Linksherzinsuffizienz. Ein Myokardinfarkt wird im allgemeinen durch einen kompletten Verschluß eines der großen Äste der Koronararterien verursacht. Die Thrombolyse ist z. Z. die Therapie der Wahl, sofern ein Gefäßverschluß nicht länger als 4–6 Stunden zurückliegt. Wir verfügen heute über gesicherte Erkenntnisse, wonach die Behandlung mit Streptokinase (i. v., besonders: intrakoronar) entscheidend sein kann. Der gewebstypische Plasminogenaktivator ist noch wirksamer einzusetzen. Eine Senkung der Sterberate um 50% bis auf ± 5% ist gegenwärtig möglich. Darüber hinaus scheint sichergestellt zu sein, daß die frühe Beta-Blockade die Anfangsmortalität bei Patienten mit unkompliziertem Myokardinfarkt vermindert. Sie ist zusammen mit Azetylsalizylsäure (ASS) wahrscheinlich die beste adjuvante Therapie.

Eine instabile Angina pectoris gilt es wahrscheinlich, wenn: (1) der Brustschmerz nicht länger als 30 min dauert, spontan aufhört oder schnell durch Glyceroltrinitrate beseitigt werden kann; und sich (2) im EKG eine reversible myokardiale Ischämie zeigt. Die Behandlung ist konservativ. Patienten mit schweren, bis dahin unerklärbaren Schmerzen, die spontan abklingen, sollten stationär zur Beobachtung verbleiben, auch wenn keine objektiven Hinweise für eine myokardiale Ischämie bestehen. Die Behandlung braucht erst einzusetzen, wenn Symptome wiederholt auftreten, oder wenn Belastungstest bzw. Angiographie, provokativ oder elektiv, durchgeführt werden. Wird der Brustschmerz auf eine nichtkardiale Ursache zurückgeführt, z. B. Ulkuskrankheit, Ösophagitis, Gallensteine, oder auf eine nichtkoronare kardiale Ursache (z. B. Aortenstenose), sind entsprechende Maßnahmen einzuleiten.

Medikamentöse Behandlung

Bei der sogenannten „medikamentösen“ Behandlung der Angina pectoris ist zu unterscheiden zwischen der Beseitigung des akuten Brustschmerzes und der Verhinderung oder -minderung weiterer pektanginöser Attacken.

Die Behandlung des akuten Brustschmerzes beginnt mit der Ausschaltung der wahrscheinlich ursächlichen Faktoren. Dies kann bei einigen Patienten schon durch Sedierung erfolgen. Dem persistierenden Brustschmerz ist durch sublinguale Gabe von Nitraten (Glyceroltrinitat oder Isosorbiddinitrat) oder durch eine Kapsel Nifedipin zu begegnen. Opiate sollten dem schweren Ischämie-Schmerz vorbehalten bleiben, der auf einen akuten Myokardinfarkt verdächtig ist.

Angina-pectoris-Episoden kann durch Beseitigung des Mißverhältnisses zwischen Sauerstoffverbrauch und der -aufnahme vorgebeugt werden. Nitrate, Beta-Blokker und Kalziumantagonisten, allein oder kombiniert verabreicht, sind in diesem Zusammenhang sinnvoll einzusetzen. Tabelle 1 faßt ihre Einflüsse auf den myokardialen Sauerstoffverbrauch und die -aufnahme zusammen. Der Kliniker muß auf den jeweiligen Patienten zugeschnitten entscheiden, welche Kombination er bei Behandlungsbeginn vorzieht.

Man sollte dabei jedoch daran denken, daß der erwünschte medikamentöse Effekt „überschießen“ kann. Nitrate erhöhen die venöse Kapazität, verursachen also ein Blutpooling in den peripheren Venen. Der myokardiale Sauerstoffbedarf wird durch die Reduktion des linksventrikulären, enddiastolischen Volumens (Vorlast) und des systemischen Blutdrucks (Nachlast) vermindert. Nitrate können auch den Vasomotorentonus der Koronarien senken, welches die Koronarperfusion und die Sauerstoffversorgung verbessern. Die wichtigsten Nebenwirkungen sind daher orthostatische Hypotension, oft durch starke Kopfschmerzen manifestierend, oder Palpitationen, wobei reflektorische Tachykardien und Nausea ebenfalls vorkommen können. Sublingual verabreichtes Glyceroltrinitrat wird sehr schnell von der Mundschleimhaut absorbiert. Der Wirkungsbeginn setzt innerhalb von Minuten ein mit Maximaleffekt nach 3 bis 15 min. Die Wirkung kann 20 bis 30 min (allerdings abgeschwächt) anhalten. So sollten Patienten mit stabiler Angina pectoris dieses Medikament prophylaktisch immer dann einsetzen, wenn sich erfahrungsgemäß eine Angina pectoris manifestieren könnte (physische und psychische Belastung usw.). Die seit kurzem mögliche Anwendung von Glyceroltrinitrat in Salben und transdermalen Applikationsformen (Pflaster) zur topischen Anwendung hat die zur Verfügung stehenden antianginösen Medikation wesentlich zumindest für einige Patienten ergänzt. Wegen der Entwicklung von Toleranzerscheinungen ist die topische Behandlung bei instabiler Angina pectoris allerdings kaum geeignet. Glyceroltrinitrat wird heute nahezu regelmäßig in koronaren Wacheinheiten i. v. appliziert, um der akuten oder rezidivierenden ischämisch bedingten Angina pectoris zu begegnen, da die Absorptionsprobleme die Beurteilung des diagnostischen Wertes der Nitrattherapie verzögern. Langanhaltende antianginöse Wirkungen können auch durch orale, prolongiert freigesetzte Präparate von Nitratestern, z. B. Isosorbiddinitrat erreicht werden. Allerdings sind hohe Dosen anzuwenden, weil die starke Metabolisierung bei der ersten Leberpassage zu berücksichtigen ist. Isosorbidmononitrat, ein Metabolit von Isosorbiddinitrat, hat bessere pharmakokinetische Eigenschaften. Darüber hinaus kann der langfristige Gebrauch von Nitraten, speziell von Glyceroltrinitrat, Toleranzerscheinungen zur Folge haben, die der antianginösen Behandlung bei einigen Patienten Grenzen setzen. Depotpräparate werden dann rational eingesetzt, wenn die ersten Attacken nachgelassen haben und Zeit zur weiteren Diagnostik verbleibt.

Beta-Blocker hemmen kompetitiv die Wirkung von Katecholaminen an den Beta-Rezeptoren. Auf diese Weise setzt die Beta-Blockade den Sauerstoffverbrauch durch Verminderung von Herzfrequenz, Blutdruck und Kontraktilität herab. Die Behandlung ist wirksam, wenn die Herzfrequenz 50 bis 60 erreicht. Beta-Blocker sind kontraindiziert bei Patienten mit Herzfehlern, obstruktiven Lungenerkrankungen, Bradykardie oder Erregungsleitungsstörungen, die jeweils mit einer instabilen Angina pectoris auftreten können. Kardioselektive Beta-Blocker haben eine geringere Tendenz zur Bronchokonstriktion als nichtselektive. Ein systematischer Wirkungsvergleich der zahlreichen heute verfügbaren Beta-Blocker bei der Behandlung der instabilen Angina pectoris ist bislang nicht durchgeführt worden. Propranolol, Atenolol und Metoprolol sind die am meisten erwähnten Präparate in Forschung und Klinik. Nebenwirkungen der Beta-Blocker gehen einher mit kalten Akren, Impotenz und gelegentlich mit einer Claudicatio intermittens. Weniger häufig, aber schwerwiegender sind die folgenden Erscheinungen: gastrointestinale Beschwerden, Halluzination, Koronarspasmen, Raynaud-Syndrom, kongestive Herzinsuffizienz.

Kalziumantagonisten umfassen eine heterogene Gruppe von Vasodilatanzien, deren gemeinsames Wirkprinzip die Hemmung des transmembranösen Kalziumeinstromes in die (glatte und quergestreifte) Muskelzelle darstellt. Häufig verwendete Präparate sind: Nifedipin, Verapamil und Diltiazem. Obgleich diese drei Medikamente ein gemeinsames Wirkprinzip besitzen, variieren sie in ihrem Effekt auf die verschiedenen Komponenten des kardiovaskulären Systems. Ihre direkte Wirkung auf die glatte Muskelzelle von Arterien hängt von der spezifischen Zusammensetzung ab. Gemeinsam ist ihnen die Hemmung oder Verminderung von Koronarspasmen, die Dilatation aller arteriellen Gefäße einschließlich der Koronarien und der Kollateralgefäße, womit sie die Blutversorgung des Herzens verbessern. Darüber hinaus vermindert die Dilatation des peripheren Arteriolensystems den Gefäßwiderstand und den systemischen Blutdruck und so die Nachlast zum Herzen. Kalziumantagonisten können auch die Kontraktilität herabsetzen. Im Gegensatz zu Nifedipin, das einen Anstieg der Frequenz bewirkt, führen Verapamil und Diltiazem gewöhnlich zu einer verminderten Herzfrequenz. Auf zellulärer Ebene schützen alle Kalziumantagonisten das Myokard gegen deletäre Folgen der Ischämie durch Verlangsamung des exzessiven Kalziumeinstromes, Blockade der frühen Katecholaminfreisetzung, Vermeidung des Zusammenbruches der energiereichen Phosphate mit Verlust von Purinderivaten. Der kardioprotektive Effekt der Kalziumantagonisten – so wurde kürzlich betont – kann ausschließlich im Tierexperiment beobachtet werden, wenn die Medikamente gegeben werden, bevor die experimentell initiierte Ischämie wirksam wird. Daraus ergibt sich als logische Konsequenz, daß vergleichbare Effekte in der klinischen Praxis nur unter ähnlichen Bedingungen erwartet werden können [2]. Von dem Einsatz der Kalziumantagonisten *nach* einer Ischämie sollte daher kaum ein Nutzen erwartet werden. Kürzlich konnte am Beispiel des Nisoldipin, dem stärksten Dihydropyridin mit schneller Wirkungsentfaltung, gezeigt werden, daß ein protektiver Effekt bis zu 90 min nach Beginn des Gefäßverschlusses einsetzt [3]. Die Nebenwirkungen entsprechen denen aller peripheren Vasodilatatoren: Flush, Kopfschmerzen, prätibiale Ödeme. Eine Verstärkung der Angina pectoris kann bei einigen Patienten auftreten. Man führt dieses auf eine arterielle Hypotension in Kombination mit einer reflektorischen Tachykardie oder einem Coronary-steal-Effekt zurück.

Weitere Behandlung der instabilen Angina pectoris

In der Klinik hat die Frühbehandlung nach der Schmerzbeseitigung das Ziel, rezidivierende Ischämien und einen Herzinfarkt zu verhindern. Für den Patienten ist ein stabiler klinischer Zustand anzustreben. EKG und Brustschmerz sind begrenzt sensitiv hinsichtlich der (Ir)reversiblität eines Myokardschadens. Ob der Präkordialschmerz – initial als instabile Angina pectoris imponierend – einem Myokardinfarkt zugrunde liegt, läßt sich in den ersten 12 Stunden am sichersten mit Hilfe von Enzymbestimmungen (HDL, Alpha-HBDH, CPK-MB) diagnostizieren.

Die Bedeutung der Aggregationshemmer, z. B. ASS, oder der Antikoagulantien, z. B. Heparin, innerhalb des therapeutischen Regimes, ist in letzter Zeit unter der Voraussetzung unterstrichen worden, daß eine Nekrose noch nicht besteht [4–6]. Diese Studien enthalten in der Tat überwältigende, zumindest indirekte Beweise, daß ASS unbedingt anzuwenden ist. Während in den beiden ersten Untersuchungen [4, 5] die Therapie deutlich nach Beginn des Angina-pectoris-Ereignisses einsetzte – sie können daher nicht als Beweis für die Wirksamkeit bei akuten Erscheinungen angesehen werden –, hat man in der ISIS-2-Studie auch Patienten erfaßt, bei denen sich mit üblicher Diagnostik kein definitiver Infarkt nachweisen ließ. Es handelte sich also um eine Art Vorstadium. Wenn auch uneindeutig beschrieben (normal oder leicht verändertes EKG mit klinisch eindeutiger Herzattacke), müssen diese Patienten zur großen Gruppe von Kranken gerechnet werden, bei denen ein Verdacht auf akuten Myokardinfarkt besteht. Die ISIS-2-Daten zeigen, daß ASS allein (und verstärkt in Kombination mit Streptokinase) die akute Mortalität um immerhin 25% (und beinahe 50% bei Kombinationsbehandlung) reduzieren kann. Auf diese Weise erscheint ASS – bislang auf seine prospektive Wirksamkeit bei Patienten mit instabiler Angina pectoris noch nicht untersucht – bei KHK-Patienten indiziert zu sein, bei denen keine Kontraindikationen bestehen.

Behandlung der rezidivierenden Symptomatik

Wenn die pektanginöse Symptomatik trotz intensiver medikamentöser Behandlung fortbesteht, so wird allgemein von *therapierefraktärer* Angina gesprochen. Damit ist die Indikation für eine dringliche Koronarangiographie gegeben. Die Entscheidung muß innerhalb von 12 bis 24 Stunden getroffen werden, um jeden Gewebsuntergang am Myokard zu vermeiden. Wenn sich bei der Angiographie ein Thrombus manifestiert, kann eine Lyse versucht werden. Eine Angioplastik oder ein Bypass sind zu erwägen, sobald die die Symptomatik auslösende Läsion sich dazu anbietet, wobei so früh wie möglich operiert (Bypass) werden sollte. Die intraaortale Ballonpumpe steht für eine intermittierende Stabilisierung der Patienten zur Verfügung, sofern die chirurgische Intervention nicht kurzfristig erfolgen kann.

Patienten mit therapierefraktärer, inoperabler Angina-pectoris-Symptomatik haben eine schlechte Prognose. Der behandelnde Arzt, der die Therapie kontinuierlich und optimiert fortsetzt, muß einen Infarkt als unvermeidlich und den Tod als möglich einkalkulieren.

Akute instabile Angina pectoris und perkutane transluminale Koronarangioplastie (PTCA)

Die PTCA ist im Augenblick die Methode der Wahl, wenn die medikamentöse Stufentherapie keinen Erfolg zeitigt. 1983–85 wurde im Thoraxzentrum Rotterdam bei 200 von 2887 eingewiesenen Patienten eine PTCA veranlaßt. Es handelte sich dabei um Kranke, deren Angina pectoris über 24 Stunden hinaus persistierte (Alter zwischen 30 bis 74, durchschnittlich 56 Jahre, 164 Männer und 36 Frauen), obwohl die o. g. medikamentöse Behandlung ausgeschöpft war. Bei 135 Patienten war eine Koronararterie betroffen, weitere 65 wiesen eine Mehrgefäßerkrankung auf. Die durchschnittliche globale linksventrikuläre Ejektionsfraktion betrug $0{,}59 \pm 0{,}10$. Die Ventrikelfunktion war also noch normal. Die Ausdehnung des Koronarbefalls und Einzelheiten zum Verlauf bei diesen Patienten zeigen Tabellen 3 bis 7. Charakteristika der nichtdilatierten Segmente bei den 65 Patienten mit Mehrgefäßerkrankung und der Ballondilatation (ausschließlich der ursächlichen Läsion) listet Tabelle 2 auf.

Die Patienten wurden nach der Anamnese in drei Gruppen eingeteilt: (1) seit kurzem, erstmals innerhalb eines Monats vor der PTCA betehende instabile Angina pectoris, definiert als Ruhe-Brustschmerz; (2) schwere Angina pectoris:

Tabelle 2 Charakteristika multivaskulärer Koronarstenosen (nichtdilatiert) bei 65 Patienten und der PTCA von symptomverursachenden Einengungen

	nichtbehandelte Stenosen pro Patient	
	1 Stenose (44 Patienten)	2 Stenosen (22 Patienten)
Unbehandelte Läsionen	44	42
Operationstechnisch AKB möglich	41	36
Operationstechnisch PTCA möglich	22	18
Nicht gedehnter RIA	6	2
Nicht gedehnte(r) ACD/RC	38	40
Stenose zum infarzierten Myokard	15	6

PTCA = perkutane transluminale Koronarangioplastie
AKB = aorto-koronarer Bypass
RIA = R. interventricularis anterior
ACD = A. coronaria dextra
RC = R. circumflexus

chronisch instabile Angina, die auch in Ruhe auftritt, und (3) frühe Postinfarkt-Angina: Myokardinfarkt innerhalb eines Monats vor der PTCA – und die prognostischen Zeichen analysiert.

Die ST-Strecke im EKG bei Ruhe-Brustschmerz wurde folgenderweise klassifiziert: (1) transitorische ST-Elevation (> 0,1 mV) während des Schmerzes, mit Rückkehr zum Ausgangszustand oder Normalisierung; (2) transitorische ST-Senkung (> 0,1 mV) während des Schmerzes mit Rückkehr zum Ausgangszustand oder Normalisierung; (3) ständig negative T-Wellen (> 0,1 mV) während oder nach dem Verschwinden des Ruhe-Brustschmerzes, ohne dokumentierte ST-Elevation oder -Senkung (> 0,1 mV); und (4) minimale transitorische ST-T-Veränderungen: ST-Elevation oder -Senkung (< 0,1 mV), minimale T-Wellen-Inversion (< 0,1 mV), Pseudonormalisierung eines negativen T und T-Wellen-Vergrößerung oder -Verkleinerung während des Schmerzes. Die Koronarangiogramme wurden in verschiedenen Ebenenen einschließlich der hemiaxialen Projektionen aufgenommen. Ihre Auswertung besorgten zwei Untersucher. Der Grad des koronaren Verschlusses wurde mit Hilfe eines Zirkelsystemes bestimmt und in Prozent des Lumendurchmessers angegeben. Die Ausdehnung der Läsion wurde in Beziehung zur Länge des eingebrachten Ballons registriert. Sie war langstreckig, wenn sie mehr als 1 cm umfaßte. Die Läsionen wurden in konzentrische (symmetrisch, urglasartige Einengung) und exzentrisch (asymmetrische Verengung) eingeteilt. Kollateralgefäße wurden als existent klassifiziert, wenn sie angiographisch sichtbar gemacht werden konnten. Für diese Studie sind aller-

Tabelle 3 Anfangs- und 1-Jahres-Ergebnis der PTCA bei instabiler Angina unter verschiedenen Bedingungen

		Hauptkomplikationen						Kumulative Inzidenz koronarer Erscheinungen nach erfolgreicher PTCA					
	n	Gesamt	Tod	MI	Not-operation	Erfolgsrate		Tod		MI		AP	
						%	(n)	6M	1a	6M	1a	6M	1a
Alle Patienten	200	21	1	16	18	90	(179)	2	2	3	5	37	47
Refraktär	114	11	1	8	9	90	(103)	1	1	2	4	20	24
Stabilisiert	86	10	0	8	9	88	(76)	1	1	1	1	17	23
Kürzlich eingesetzte AP	85	10	0	7	9	88	(75)	0	0	0	0	10	16
Veränderte Symptomatik	81	9	1	7	7	89	(72)	2	2	2	4	17	20
Post-MI AP	34	2	0	2	2	94	(32)	0	0	1	1	10	11
ST-Elevation	58	8	0	7	6	86	(50)	0	0	1	1	9	9
ST-Senkung	33	2	1	1	1	94	(31)	0	0	1	2	7	8
Negative T-Welle	55	8	0	6	8	85	(47)	0	0	1	1	11	14
Kleines ST-T	54	3	0	2	3	94	(51)	2	2	0	1	10	16
Eingefäßerkrankung	135	15	0	11	12	89	(120)	0	0	2	3	17	24
Mehrgefäßerkrankung	65	6	1	5	6	91	(59)	2	2	1	2	20	23
RIA/LM*	135	12	0	9	10	91	(123)	2	2	1	2	27	34
ACD/RC*	65	9	1	7	8	86	(56)	0	0	2	3	10	13

MI = Myokardinfarkt; AP = Angina pectoris; *s. Tab. 1 und 2; a = Jahr; M = Monat;
LM = Hauptstamm der A. coronaria sin.

dings nur solche Kollateralen berücksichtigt worden, die in einer Beziehung zu den geschädigten Gefäßen standen. Von einem intrakoronaren Thrombus wurde ausgegangen: (1) wenn das Kontrastmittel unmittelbar vor einem Verschluß kumulierte oder (2) wenn sich ein intrakoronarer Füllungsdefekt darstellte.

Koronarangioplastie (PTCA)

Die PTCA wurde mit einem steuerbaren Dilatationssystem durchgeführt. Ein 7F-Elektrodenkatheter wurde im rechten Atrium placiert. Bei Beginn der Untersuchung wurden Heparin (100 mg) und ASS (250 mg) i. v. verabfolgt, ein niedermolekulares Dextran langsam infundiert und EKG und Blutdruck ständig registriert. Um Koronarspasmen vorzubeugen, kamen Nifedipin und Isosorbiddinitrat intrakoronar zum Einsatz. Der initiale Ballondruck betrug 2,0 atm und wurde auf 12 atm gesteigert. Die Ballondehnung erfolgte unter EKG-, Blutdruck- und Schmerzkontrolle. Sie wurden so lange wiederholt, bis eine signifikante Verminderung des transstenotischen Druckradienten und des Verschlusses Platz griffen, welches mit Hilfe der wiederholten postdilatatorischen Angiogramme überprüft wurde.

Die PTCA galt als erfolgreich, wenn bei schwerem Gefäßverschluß ein Lumendurchmesser von > 50% oder ein transstenotischer Druck < 0,30 erreicht wurde (entsprechend der Gleichung: durchschnittlicher proximaler Druck minus durchschnittlicher distaler Druck geteilt durch den mittleren Aortendruck). Weiterhin war zu fordern, daß die akute ischämische Symptomatik vollständig sistierte und ein Fortschreiten zu einem Myokardinfarkt oder letalem Ereignis ausgeschlossen waren. Ein Herzchirurgenteam befand sich während der Behandlung in ständiger Bereitschaft.

Erfolgsrate, Komplikationen

Die initiale Gesamterfolgsrate betrug 89,5% (179 von 200 Patienten). Schwere Komplikationen (Todesfolge, Myokardinfarkt oder Notoperationen) fanden sich in 10,5% (21 von 200 Patienten). Erfolgs- und Komplikationsrate sind in Tabelle 3 wiedergegeben. Die Ergebnisse der univariaten Analyse enthält Tabelle 4. Eine Risikofaktorencharakteristik (multivariate Analyse) ist auszugsweise in Tabelle 5 wiedergegeben.

Klinischer Verlauf und angiographisch nachgewiesene Stenosen

Den klinischen Verlauf nach durchgeführter PTCA zeigt Tabelle 6. Die Mehrzahl der koronaren Zwischenfälle wird innerhalb von 6 Monaten nach Behandlung

Tabelle 4 Univariate Analyse: vorhersehbare Früh- und Spätfolgen*

	n	Risikorate	95% KI
Behandlungsbedingte Komplikationen (Tod, MI, Not-Op., Stenose > 65%)	110	2,6	1,0–6,7
Koronare Komplikationen innerhalb 1 Jahres (Tod, MI, rezidivierende Angina)			
Verstärkte Angina	73	1,4	0,9–2,2
Früher MI	67	1,5	1,0–2,4
ST-Elevation	53	0,6	0,3–1,0
ST-Senkung	30	1,4	0,8–2,2
Stenose > 65%	93	1,4	0,9–2,3
Totalverschluß	16	1,9	1,0–3,0
MV	58	2,3	1,5–3,7
Kollateralen	30	1,5	0,9–2,5
Angiographische Ergebnisse			
ST-Senkung	28	1,5	0,9–2,3
Totalverschluß	14	1,7	0,9–2,7
MV	51	1,6	1,0–2,5
Kollateralen	29	1,6	1,0–2,4
Sektion	40	1,4	0,9–2,1

* Nur signifikante Werte sind berücksichtigt.
KI = Konfidenzintervall
MI = Myokardinfarkt
MV = Mehrgefäßerkrankung

registriert. Die Gesamtkomplikationsrate nach Bypass-Operationen (akute und elektive) betrug 10% nach 1 Jahr und 15% nach 2 Jahren (Tabelle 7). Die Myokardinfarktinzidenzrate (durch die Behandlung ausgelöste und später aufgetretene Infarkte) belief sich auf 11% innerhalb 1 Jahres und 12% in 2 Jahren. Die Gesamtsterberate betrug 2% im 1. und 3% im 2. Jahr. Innerhalb des einjährigen klinischen Beobachtungszeitraumes erreichten 85% der Patienten das NYHA-Stadium I, 11% Stadium II und 2% wurden dem Stadium III zugeordnet (Tabelle 7).

Ergometrie und Thallium-201-Szintigraphie wurden bei 157 bzw. 146 Patienten 1,7 ± 3,8 Monate nach dem Eingriff durchgeführt. Bei 22 Patienten war eine Belastungsuntersuchung nicht möglich: Bei 5 Kranken lag eine Körperbehinderung vor, 2 waren verstorben, einer lehnte die Untersuchung ab, von weiteren 14 Patienten lagen Angaben nicht vor. Die Mehrzahl der Patienten erreichte eine

Tabelle 5 Risikofaktoren in Korrelation zu verschiedenen Komplikationen und zur Angiographie bis zu 1 Jahr

Risikofaktor	Koeffizient	S.A.	O.R.	95% KI
Unmittelbar behandlungsbedingte Hauptkomplikationen (Tod, MI und Not-Op.)				
ST-Elevation	1,3	0,63	3,7	1,1–12,6
Persistierende neg. T.-Welle	1,2	0,63	3,7	1,0–13,1
Stenose > 65%	1,2	0,54	3,3	0,93– 6,9
Konstant	–3,7	0,67	–	–
MI als Behandlungsfolge				
ST-Elevation	1,2	0,71	3,3	0,84–13,4
Persistierende neg. T-Welle	1,2	0,73	3,3	0,84–13,4
Konstant	–3,3	0,59	–	–
Koronarangiographische Ergebnisse				
Kollateralen	0,77	0,44	2,2	0,92–5,1
ST-Senkung	0,68	0,45	2,0	0,82–4,8
MV	0,66	0,37	1,9	0,94–4,0
RIA-Stenose	0,64	0,41	1,9	0,86–4,2
Verstärkte AP, Post-MI AP	0,62	0,38	1,6	1,3–5,7
Konstant	–2,0	0,49	–	–
Komplikationen innerhalb 1 Jahres (rezidivierende AP, MI; Spättodesfolge)				
MV	1,3	0,36	3,7	1,8–7,5
Totalverschluß	1,0	0,56	2,8	0,94–8,4
ST-Elevation	–0,82	0,42	0,44	0,2–1,0
Konstant	–1,3	0,26	–	–

Abkürzungen: s. Tab. 2–4
S.A. = Standardabweichung
O.R. = operating rate (z.B.: Grad des Einflusses auf die Komplikationen)

altersentsprechende symptomfreie Ausbelastung von 80%. Ein reversibler Thallium-201-Perfusionsdefekt wurde bei 29% der Patienten induziert.

Die Koronarangiographie wurde bei 158 Patienten 5,1 ± 4,8 Monate nach erfolgreicher PTCA wiederholt. Die Rekatheterisierung wurde bei 21 Patienten nicht durchgeführt: 2 waren verstorben, 1 hatte einen (späten) Myokardinfarkt erlitten, bei 3 lagen relative Kontraindikationen vor, 15 Patienten lehnten ab. Vier der letztgenannten Kranken litten unter einer rezidivierenden Angina pectoris. Angiographisch nachweisbare Restenosierungen wurden in 32% (51 von 158 Patienten) evident. 9 Patienten (18%) mit Restenosierungen gaben keine

Tabelle 6 Klinischer Verlauf bei 200 Patienten mit erfolgreicher/-loser PTCA

Follow up	6 Monate	6–12 Monate	12–24 Monate
Erfolgreiche PTCA (n = 179)			
Spättodesfolge	2	0	2
Neuer Myokardinfarkt	3	2	2
Rezidivierende Angina	37 (20)	10 (3)	3 (1)
Wiederholte PTCA	18 (11) (3*)	3	2 (1) (1*)
Bypass	8 (5)	3 (1)	1 (1*)
Pharmakotherapie	11 (4)	7 (2)	0
Erfolglose PTCA (n = 21)			
Spättodesfolge	0	1	0
Erneuter Myokardinfarkt	0	1	0
Rezividierende Angina pectoris	2	0	0

() = Patienten mit Mehrgefäßerkrankungen
* = neue Stenose an nichtdilatierter Stelle
PTCA = perkutane transluminale Koronarangioplastie

Tabelle 7 Ergebnisse und Komplikationen (kumulative Inzidenz) der PTCA nach unterschiedlichen Zeitintervallen

	bei Behandlung	6 Monate	12 Monate	24 Monate
n	200	199	197	196
Tod	1	3	4	6
MI	16	19	22	24
AKB	18	26	29	30
wiederholte PTCA	–	18	21	23
NYHA*-Stadien				
I	0	178	170	168
II	0	17	22	22
III	86	2	4	4
IV	114	0	0	0

* New York Heart Association
MI = Myokardinfarkt
AKB = aorto-koronarer Bypass
PTCA = perkutane transluminale Koronarangioplastie

Angina-pectoris-Beschwerden an. Die Ergebnisse der univariaten Analyse gibt Tabelle 4 wieder. Die meisten der ausgewerteten Variablen waren nicht signifikant.

Bei dieser Untersuchung betrug die Anfangserfolgsrate der PTCA 90%, die Rate schwerer Komplikationen belief sich auf 10%. Diese Daten sind vergleichbar mit kürzlich publizierten Studien [7–14], wonach die Anfangserfolgsrate zwischen 70 und 93% und die Komplikationsrate (schwere Zwischenfälle) zwischen 3 und 12% schwankt. Die direkt der Untersuchung anzulastende Myokardinfarktrate beläuft sich auf 8%, die der akuten chirurgischen Intervention auf 9%, womit sie sich in der Größenordnung von 4 bis 12 bzw. 1,5 bis 12% bewegt, die andere Autoren mitteilen. Die eigenen und zitierten Ergebnisse weisen auf ein beträchtliches Niveau schwerer PTCA-Komplikationen der Patienten mit instabiler Angina pectoris hin. Sie sind damit definitiv höher als bei Patienten mit stabiler Angina pectoris (3 bis 4%) bei gleicher Behandlung [15, 16]. Die Gründe für die hohe Komplikationsrate dürften im Zusammenhang mit der klinischen Instabilität dieser Patienten zu sehen sein. Speziell sind die häufigeren, besonders schweren exzentrischen Läsionen zu erwähnen, die in hohem Maße zu einem thrombotischen Verschluß neigen [16–18]. Ein Thrombus kann deshalb leichter entstehen, weil die instabile Angina pectoris mit Plaques-Bildungen und folgenden Intimafissuren einhergeht, die Thrombozytenadhäsion und -aggregation fördern, wodurch das Lumen partiell blockiert wird [18–21]. Intrakoronare Manipulation und Ballontrauma können daher zu einem vollständigen thrombotischen Verschluß führen.

Spätergebnisse der PTCA bei instabiler Angina

Kann eine PTCA bei instabile Angina pectoris erfolgreich durchgeführt werden, so ist die Prognose ausgesprochen günstig: wenig Todesfälle (1% innerhalb eines Jahres und 2% innerhalb von 2 Jahren), geringes Vorkommen von Spätinfarkten (3% innerhalb 1 Jahres und 4% innerhalb von 2 Jahren). Vergleichbare Zahlen werden auch in anderen Untersuchungen genannt. Die Ergebnisse von Ergometrie und Myokardszintigraphie, die 2 Monate nach erfolgreicher PTCA durchgeführt wurden, zeigten ein gutes funktionelles Ergebnis und bei den meisten Patienten keine Ischämiezeichen. Angiographisch objektivierbare Restenosierungen kamen bei 32% der Patienten innerhalb von 6 Monaten nach PTCA vor. Die Angiographie wurde bei 28% der Kranken mit erfolgreicher PTCA wiederholt. Diese Untersuchung spiegelt somit relativ exakt die tatsächliche Restenosierungsrate wider. Sie wird nur unwesentlich beeinflußt durch jene asymptomatischen Patienten, die eine zweite Gefäßdarstellung nicht haben durchführen lassen. Im Gegensatz zu anderen Untersuchungen [13–18] scheint die Restenosierungstendenz nicht höher zu sein als bei der stabilen Angina pectoris mit 25–30%. Die Rezidivrate der Angina pectoris nach erfolgreicher PTCA betrug innerhalb 1 Jahres 26%, wobei die Rezidive in der Regel bereits innerhalb der ersten 6 Monate nach Behandlung auftraten.

Wie sieht der 1-Jahres-Verlauf bei den 200 PTCA-Patienten also aus? 4 Patienten (2%) starben (einer im Zusammenhang mit der Behandlung, 3 verstarben später); 22 Patienten (11%) erlitten einen leichten Myokardinfarkt (16 waren als Behandlungsfolge einzustufen, 6 traten später auf); 26 Patienten (13%) gaben zwar eine Besserung an, klagten aber weiterhin über Beschwerden (NYHA II und III) und 170 Patienten (85%) waren symptomfrei. Zu diesem Ergebnis trugen allerdings einerseits die Bypass-Operationen bei, die bei 29 Patienten (15%) durchgeführt wurden, ein Patient mußte akut, 11 Kranke konnten elektiv operiert werden, andererseits die wiederholte PTCA, die bei 21 Patienten (11%) zum Einsatz kam.

Maßnahmen nach klinischer Besserung

Ein symptomfreies Intervall von 48 Stunden (ohne folgende Enzymentgleisung) wird allgemein als Zeichen einer wiederhergestellten klinischen Stabilität angesehen. Diese schafft Raum für eine weitere Diagnostik mit der Möglichkeit, eine langfristige therapeutische Strategie festzulegen. Die ersten Monate nach dem Krankenhausaufenthalt wegen der instabilen Angina pectoris gehen mit einem gesteigerten Risiko von rezidivierender Symptomatik, Myokardinfarkt und letalem Ausgang einher, besonders bei Patienten mit ST-Strecken-Senkung. Ist diese Periode erst einmal überwunden, sinkt das Risiko erheblich und unterscheidet sich nicht von demjenigen der stabilen Angina pectoris.

Die Behandlungsziele bei Patienten mit instabiler Angina pectoris nach Überwindung des akuten Ereignisses bestehen in folgendem: (1) Verhinderung neuer Angina-pectoris-Anfälle, des Myokardinfarktes, plötzlichen Herztodes; (2) Verminderung der Symptomatik der stabilen Angina pectoris, falls vorhanden; (3) Verlangsamung der Koronarsklerosetendenz.

Die Patienten sollten zu Beginn der Behandlung angehalten werden, das Rauchen einzustellen, Körpergewicht und den Blutdruck zu normalisieren. Die Normalisierung des Cholesterolspiegels ist anzuraten, hat sich bisher aber nicht als effektiv erwiesen. Hingegen sollten alle Patienten auf ASS eingestellt werden [4–6].

Zusammenfassende Empfehlungen

Nicht jede instabile Angina pectoris führt zum Myokardinfarkt oder plötzlichen Herztod und doch kann diese Symptomatik bei vielen Patienten irreversible Folgen haben. Die Hauptschwierigkeit besteht darin, den „Point of no return" zu erkennen. Ungeachtet intensiver Bemühungen der letzten 20 Jahre, der Angina pectoris „auf die Spur zu kommen", unterliegt sie im Einzelfall einem schicksalhaften Verlauf. Der Arzt ist daher verpflichtet, allgemein bekannte ätiopathogenetische Faktoren anzugehen, auch wenn eine klare Abschätzung ihrer relativen Wertigkeit für den betreuten Patienten nicht möglich ist. Balakumaran et al. [22] haben kürzlich bündig formuliert: „Die instabile Angina ist in doppelter Hinsicht qualvoll. Einerseits ist der Patient einer neuen beunruhigenden Symptomatik – insbesondere dem unbekannten Schmerz (Crescendo-Angina) oder dem unprovozierten Schmerz (Ruhe-Angina) oder dem Schmerz aus heiterem Himmel mit Myokardinfarktfolge (frühe Postinfarkt-Angina) ausgesetzt –, auf der anderen Seite weiß der Arzt, daß etwas potentiell Gefährliches im Gange ist." Wir ergänzen: ohne zu wissen, was passieren wird!

Seit kurzem verfügen wir über drei Befunde, die im Zusammenhang mit diesem Problem hilfreich sein können. Als erstes ist die HINT-Studie [23] zu nennen. In einer großen randomisierten Multicenterstudie wird die Applikation von Nifedipin (Kalziumantagonist), Metoprolol (Beta-Blocker) und deren Kombination versus Plazebo untersucht. Die Ergebnisse sind für die tägliche Praxis sehr hilfreich, denn sie zeigen die Kombinationstherapie von Nifedipin und Metoprolol als besonders wirksam. Als zweites verdienen die Bemühungen von Sherman et al. [24] – ein Wunder an klinischer Forschung – Aufmerksamkeit: Mit Hilfe einer miniaturisierten intraarteriellen fiberoptischen Technik konnte die tatsächliche Läsion, die das instabile Angina-pectoris-Syndrom verursacht, in das kardiovaskuläre Blickfeld gerückt werden [24]. Diese Ergebnisse verbunden mit Befunden der Pathologen Falck und Davies und Thomas [19, 20] haben das gegenwärtig zugrundeliegende pathophysiologische Konzept von Koronarfissuren erhellt und untermauert [21].

Während vor 10 Jahren der Koronarspasmus im Mittelpunkt der Betrachtung stand, sieht man heute als wahrscheinlichste pathophysiologische Ursache rupturierte Plaques mit überlagerten Thromben an, die auch als intermittierendes Phänomen vorzukommen pflegen. Das dritte Argument, von de Feyter et al. [13] – auch aus unserer Klinik in Rotterdam – eingebracht, bestätigt aus therapeutischer Sicht unser Konzept: Die Unterbrechung der Koronarzirkulation wird nicht durch Spasmen verursacht. Ihre ausgezeichneten Ergebnisse, den Koronarverschluß durch mechanische Manipulation im frühen Stadium zu vermindern, wenn trotz intensiver medikamentöser Behandlung Symptome und Ischämiezeichen persistieren, hat die Richtigkeit dieses Vorgehens bestätigt.

Der Vortragende, beteiligt an der ausführlichen Dokumentation dieses Konzepts, verweist auf die Thesen Suryapranatas [25]. Dabei handelt es sich um Erfahrungen, die sich auf eine 5jährige Behandlung von Patienten mit Angina pectoris im Thorax-Zentrum Rotterdam gründen.

Literatur

[1] Hugenholtz, P. G., B. S. Goldman: Unstable Angina, Current Concepts and Management, S. 1–10. Schattauer Verlag, Stuttgart, New York 1985.

[2] Hugenholtz, P. G., P. W. Serruys, A. Fleckenstein et al.: Why Ca^{2+} antagonists will be most useful before or during early myocardial ischemia and not after infarction has been established. European Heart J. 7 (1986) 270–278.

[3] Lefer, A. M., J. A. Osborne: Cardioprotective Actions of Nisoldipine in Post-Reperfusion Myocardial Ischemia. Schattauer Verlag, Stuttgart 1988 (Im Druck).

[4] Cairns, J. A., M. Gent, J. Singer et al.: Aspirin, sulfinpyrazone, or both in unstable angina. N. Eng. J. Med. **313** (1985) 1369–75.

[5] Lewis, H. D., J. W. David, D. G. Archibald et al.: Protective effects of aspirin against acute myocardial infarction and death in men with unstable angina: results of a Veterans Administration cooperative study. N. Engl. J. Med. **309** (1983) 396–403.

[6] Randomised Trial of Intravenous Streptokinase, Oral Aspirin, Both or Neither among 17187 Cases of Suspected Myocardial Infarction, ISIS II. Lancet **1** (1988) 349–360.

[7] de Feyter, P. J., P. W. Serruys, M. van den Brand et al.: Emergency coronary angioplasty in refractory unstable angina. N. Engl. J. Med. **313** (1985) 342–347.

[8] Quigley, P. J., J. Erwin, B. J. Maurer et al.: Percutaneous transluminal coronary angioplasty in unstable angina: comparison with stable angina. Br. Heart J. **55** (1986) 227–230.

[9] de Feyter, P. J., P. W. Serruys, A. Soward et al.: Coronary angioplasty for early postinfarction unstable angina. Circulation **74** (1986) 1365–1370.

[10] Safian, R. D., D. Snyder, B. A. Synder et al.: Usefulness of PTCA for unstable angina pectoris after non Q-wave acute myocardial infarction. Am. J. Cardio. **59** (1987) 263–266.

[11] Timmis, A. D., B. Griffin, J. C. P. Crick et al.: Early percutaneous transluminal coronary angioplasty in the management of unstable angina. Int. J. Cardiol. **14** (1987) 25–31.

[12] Steffenino, G., B. Meier, L. Finci et al.: Follow-up results of treatment of unstable angina by coronary angioplasty. Br. Heart J. **57** (1987) 416–419.

[13] de Feyter, P. J., P. W. Serruys, H. Suryapranata et al.: Coronary angioplasty early after the diagnosis of unstable angina. Am. Heart J. **114** (1987) 48–54.

[14] de Feyter, P. J., P. W. Serruys, A. Arnold et al.: Coronary angioplasty of the unstable angina related vessel in patients with multivessel disease. Eur. Heart J. 7 (1986) 460–467.

[15] Anderson, H. V., G. S. Roubin, P. P. Leimgruber et al.: Primary angiographic success rates of percutaneous transluminal coronary angioplasty. Am. J. Cardiol. **56** (1985) 712–717.
[16] Block, P. C.: Percutaneous transluminal coronary angioplasty: role in the treatment of coronary artery disease. Circulation **72** (1985) (suppl.) 161–165.
[17] MacDonald, R. G., R. L. Feldman, R. C. Conti et al.: Thromboembolic complications of coronary angioplasty. Am. J. Cardio **54** (1984) 916–917.
[18] Leimgruber, P. P., G. S. Roubin, J. Hollman et al.: Restenosis after succesful coronary angioplasty in patients with single vessel disease. Circulation **73** (1986) 710–717.
[19] Falk, E.: Plaque rupture with severe pre-existing stenosis precipitating coronary thrombosis: charakteristics of coronary atherosclerotic plaques underlying fatal occulusive thrombi. Br. Heart J. **50** (1983) 127–134.
[20] Davis, M. J., A. C. Thomas: Plaque fissuring – the cause of acute myocardial infarction, sudden ischemic death and crescendo angina. Br. Heart J. **50** (1985) 363–373.
[21] Gorlin, R., V. Fuster, J. A. Ambrose: Anatomic-physiologic link between acute coronary syndromes. Circulation **74** (1986) 6–9.
[22] Balakumaran, K., P. Fioretti, R. W. Brower et al.: Unstable angina and myocardial revascularisation. In: P. G. Hugenholtz, B. S. Goldman (eds): Unstable Angina, Current Concepts and Management, S. 309–317. Schattauer Verlag, Stuttgart, New York 1985.
[23] Lubsen, J., J. G. P. Thijseen, H. J. J. Kerkkamp: Report of the Holland Interuniversity Nifedipine/metoprolol Trial (HINT) Research Group. Early treatment of unstable angina in the coronary care unit: a randomised, double blind, placebo controlled comparison of recurrent ischaemia in patients treated with nifedipine or metoprolol or both. Br. Heart J. **56** (1986) 400–413.
[24] Sherman, C. T., F. Litvack, W. Grundfest et al.: Coronary angioscopy in patients with unstable angina pectoris. N. Engl. Med. **315** (1986) 913–919.
[25] de Feyter, P. J., H. Suryapranata, P. W. Serruys et al.: Coronary Angioplasty for Unstable Angina: Immediate and Late Results in 200 Consecutive Patients with Identification of Risk Factors for Unfavourable Early and Late Outcome. JACC Aug. **12** (1988) (No. 2) 324–33.
[26] Holmes, D. R., R. E. Vlietstra, H. C. Smith et al.: Restenosis after percutaneous transluminal coronary angioplasty: a report from the PTCA Registry of the NHLBI. Am. J. Cardiol **53** (1984) 77C–81C.

Diskussion

Roskamm: Ich möchte mir erlauben, doch noch einmal darauf hinzuweisen, daß das eine ganz bestimmte Gruppe von Patienten mit instabiler Angina pectoris ist. Definitionsgemäß am Anfang mindestens 15 Minuten Schmerz mit EKG-Veränderungen und so weiter. Die übrigen Gruppen, die wir heute morgen auch kurz erwähnt haben, De-Novo-Angina usw. sind hier im Grunde nicht angesprochen. Es ist die Situation, glaube ich, eines Überweisungszentrums, wo solche Patienten ankommen und nicht unbedingt die Situation des praktischen Arztes, der auch vieles andere zunächst einmal vorläufig als instabile Angina pectoris deklarieren muß. Wenn man das vielleicht noch einmal deutlich machen könnte.

Hugenholtz: Einverstanden, es ist die Erfahrung eines Überweisungszentrums, und da ist zwischen Hamburg und Rotterdam kein wesentlicher Unterschied zu erwarten. Niedergelassene Kollegen, Primärversorgungskrankenhäuser und Überweisungszentren müssen zusammenarbeiten. Die schnelle Überweisung von Primärversorgungskrankenhäusern in große kardiologische Zentren ist nur notwendig, wenn die instabile Angina pectoris nicht stabilisiert werden kann. Für diese Patienten steht dann die gesamte invasive Diagnostik und Therapie mit wenig Risiko und guten Langzeitergebnissen zur Verfügung.

Roskamm: Wie ist der weitere zeitliche Ablauf, wenn die Patienten stabil sind? Wann würde man dann empfehlen, nicht invasiv oder invasiv weiterzumachen?

Hugenholtz: Ich hatte gezeigt, daß in einem Zeitabschnitt von einem Jahr ungefähr 1/3 der Patienten operiert wird, 1/3 kommt zur PTCA und 1/3 wird weiterhin mit Medikamenten behandelt. Ob Operation oder PTCA notwendig wird, entscheidet sich meist schon in den ersten Monaten, es ist fast wie bei den Lawinen, wenn sie abgehen, dann meist in den ersten Tagen.

Klaus: Eine ganz simple Frage: Wenn ich es richtig verstanden habe, ist ja das persistierende Problem nach PTCA das Wiederauftreten von Angina pectoris. Ist das zurückzuführen auf eine erneute Veränderung im Bereich der dilatierten Stenose oder auf eine Progredienz der Grundkrankheit in anderen Gefäßabschnitten?

Hugenholtz: Wie heute morgen von Herrn Rafflenbeul sehr deutlich demonstriert wurde, steht die instabile Plaque im Vordergrund des Geschehens bei instabiler Angina pectoris. Auch nach der Dilatation ist diese eine instabile Stelle. Re-Angina ist meist die Folge von Re-Stenosen. In ungefähr einem Drittel der Fälle müssen wir nach PTCA mit Re-Stenosen rechnen, bei instabiler Angina pectoris möglicherweise etwas häufiger. Die Re-Stenose-Problematik wird jetzt in vielen Ländern beforscht, ich hoffe, daß man die Re-Stenose-Problematik in ungefähr 2 Jahren im Griff hat.

Forum: Herr Hugenholtz, Sie haben die Frage, die ich stellen wollte, fast beantwortet. Der Wermutstropfen, die 30% Re-Stenosierungsrate. Setzen Sie auch auf das Konzept der Eicosapentaensäure?

Hugenholtz: Bei einer Dilatation passiert ja ungeheuer viel. Daß es eine reaktive Hyperplasie von Mediazellen usw. gibt, ist nicht verwunderlich. Hier müssen wir aktiv eingreifen: Antigrowth-factor-Substanzen, Antithromboxan A2 usw. Ich glaube, dieses ist die richtige Richtung.

Indikationen für eine chirurgische Therapie der instabilen Angina pectoris

W. Kupper

Einleitung

Die Therapie bei Patienten mit instabiler Angina pectoris versucht die Symptome zu verbessern und gleichzeitig schwerwiegende Komplikationen des ernsten Krankheitsbildes zu verhindern. Führt die medikamentöse antianginöse Behandlung mit Aspirin, Nitraten, Kalziumantagonisten und Betablockern nicht zum Erfolg, müssen invasive Maßnahmen wie die perkutane transluminale Koronararterienangioplastie (PTCA) oder die Bypass-Operation durchgeführt werden.

Damit ist die Indikation für eine chirurgische Therapie bei instabiler Angina pectoris in erster Linie abhängig von der Klinik des Patienten. Weiterhin ist unabdingbare Voraussetzung die Kenntnis des koronarangiographischen Befundes.

Angiographische Befunde

In Tabelle 1 sind die koronarangiographischen Befunde von 120 konsekutiven Patienten mit instabiler Angina pectoris dargestellt, die 15 Tage nach Symptombeginn angiographiert wurden. In Übereinstimmung mit anderen Untersuchern fand der Autor [1] in etwa 10% der Fälle keine hämodynamisch relevanten Koronargefäßstenosen, der Anteil von Patienten mit Hauptstammstenosen lag relativ niedrig, allerdings dürfte es sich um primär medikamentös stabilisierbare Patienten gehandelt haben, da die Angiographie erst im Intervall durchgeführt wurde.

In eigenen Untersuchungen (Abb. 1), in denen eine Unterteilung des Patientengutes nach dem Ansprechen auf die medikamentöse Therapie mit intravenösen Nitraten, Betablockern und Kalziumantagonisten erfolgt war, fand sich in der

Nitroglycerin VI

Tabelle 1 Angiographische Befunde von 120 Patienten, die wegen instabiler Angina pectoris stationär aufgenommen worden waren und 15 Tage nach Symptombeginn angiographiert wurden [1]

Koronarangiographie	Anzahl	Klinik
Keine Stenosen	11 (9,3%)	4 Prinzmetal-Angina (ST ↑) 4 Ruheangina (ST ↓)
Hauptstammstenose	8 (6.7%)	vorher stabile Angina, Verschlimmerung → Ruheangina
1-Gefäßerkrankung (meist LAD)	47 (39%)	instabile Angina
3-Gefäßerkrankung	39 (33%)	instabile Angina
2-Gefäßerkrankung	15 (12%)	instabile Angina

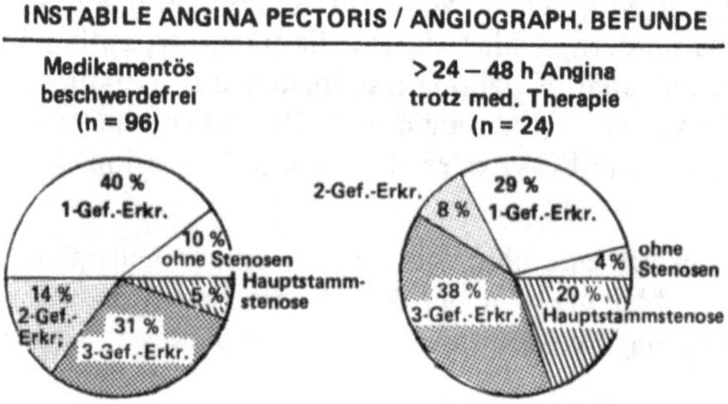

Abb. 1 Angiographische Befunde bei 120 Patienten mit instabiler Angina pectoris, von denen 96 Patienten unter medikamentöser Zwei- oder Dreifachtherapie beschwerdefrei wurden, während 24 Patienten trotz intravenöser und oraler antianginöser Therapie nicht stabilisierbar waren.

unter medikamentöser Therapie beschwerdefrei gewordenen Patientengruppe ein ähnlicher Anteil an Hauptstammstenosen, auch in unserem Krankengut hatten etwa 10% der Patienten angiographisch keine nachweisbaren Koronargefäßstenosen.

Im Gegensatz hierzu lag der Anteil von Patienten mit Hauptstammstenose der linken Kranzarterie, die nach 24 bis 48 Stunden trotz intensiver medikamentöser Therapie nicht beschwerdefrei waren, mit 20% deutlich höher. Entsprechend fand sich in der medikamentös beschwerdefreien Patientengruppe ein wesentlich höherer Prozentsatz an lediglich Eingefäßerkrankungen, während bei den nicht beschwerdefreien Patienten der Anteil der Dreigefäßerkrankungen überwog.

Tabelle 2 Angiographische Befunde bei 109 medikamentös nicht stabilisierbaren Patienten mit instabiler Angina und Kriterien für eine primäre Dilatationsbehandlung [4]

	1-Gef.- Erkrankung	2-Gef.-	3-Gef.-	Hauptstamn
Notfall-PTCA (n = 60)	44	12	4	–
Notfall-Bypass (n = 49)	3	7	24	15

PTCA-Indikation:

- lokalisierte 1-Gefäßerkrankung bei Mehrgefäßerkrankung:
- ∅ Kollateralen vom Dilatationsgefäß
- ∅ Hauptstammstenose
- ∅ LV-Ejektionsfraktion ↓

Indikationen für die chirurgische Therapie

Die Indikation zur chirurgischen Intervention ist eindeutig, wenn nach dem angiographischen Befund auch bei Patienten mit stabiler Angina pectoris eine Operationsindikation gegeben wäre. Das trifft zu auf Patienten mit einer mehr als 50%igen Hauptstammstenose der linken Herzkranzarterie, außerdem für symptomatische Patienten mit schwerer Dreigefäßerkrankung und eingeschränkter Ventrikelfunktion.

In der größten bisher publizierten Vergleichsstudie zwischen medikamentöser und chirurgischer Therapie bei Patienten mit instabiler Angina pectoris (Veterans Administration Cooperative Study No. 28, 2) waren weitere Ausschlußgründe für eine Einteilung entweder zur medikamentösen oder chirurgischen Therapie der angiographische Befund einer distalen diffusen koronaren Herzerkrankung, eines linksventrikulären Aneurysmas oder einer Auswurffraktion des linken Ventrikels von weniger als 30%. Interessanterweise mußten im bisher zweijährigen Nachbeobachtungszeitraum immerhin 34% der einer medikamentösen Therapie zugeordneten Patienten dieser Studie doch noch operiert werden.

Die Überlegenheit einer chirurgischen Therapie bei instabilen Patienten mit eingeschränkter Ventrikelfunktion wird durch die Ergebnisse der Veterans-Administration-Studie eindeutig untermauert (Abb. 2).

Erst in wenigen Untersuchungen der jüngeren Zeit [3, 4] konnte belegt werden, daß auch die Ballondilatation von Koronararterienstenosen bei Patienten mit instabiler Angina pectoris in ausgewählten Fällen ähnlich gute Ergebnisse wie die notfallmäßige Bypass-Operation liefert. Dabei handelte es sich in der Mehrzahl um Eingefäßerkrankungen, aber auch Patienten mit Zwei- und Dreigefäßerkrankungen wurden erfolgreich dilatiert.

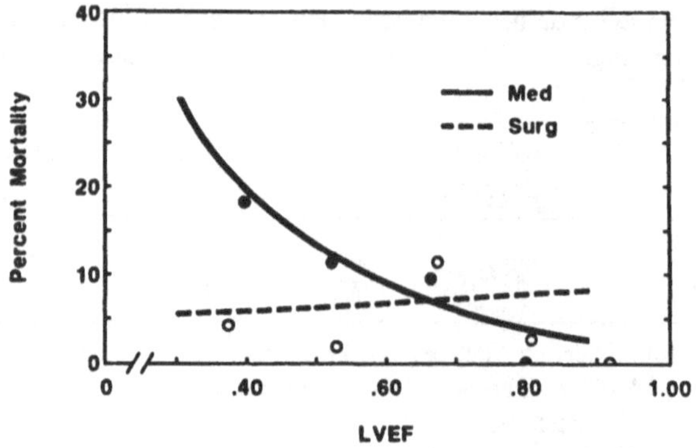

Abb. 2 Vergleich der Mortalitätsrate von medikamentös oder chirurgisch behandelten Patienten mit instabiler Angina pectoris in Korrelation zur linksventrikulären Funktion [2].

Von 109 Patienten, die medikamentös nicht stabilisiert werden konnten, waren in einer Untersuchung von de Feyter et al. [4] 60 Patienten notfallmäßig dilatiert worden, die Dilatationsindikation wurde gestellt bei lokalisierter Eingefäßerkrankung oder bei Mehrgefäßerkrankungen, wenn keine Kollateralen vom zu dilatierenden Gefäß ausgingen, keine Hauptstammstenose vorlag und keine Einschränkung der linksventrikulären Auswurffraktion bestand (Abb. 3). Basierend auf diesen angiographischen Kriterien mußten aber immerhin 49 der 109 Patienten primär bypass-operiert werden.

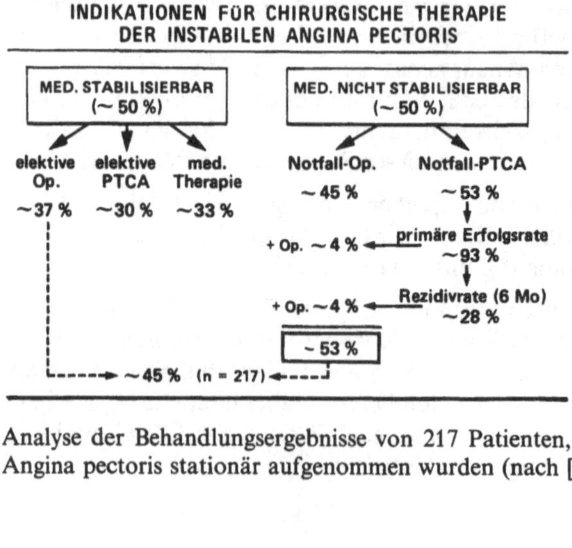

Abb. 3 Analyse der Behandlungsergebnisse von 217 Patienten, die akut mit instabiler Angina pectoris stationär aufgenommen wurden (nach [4]).

Ergebnisse der Bypass-Chirurgie bei instabiler Angina

In den früheren Vergleichsstudien zwischen medikamentöser und chirurgischer Therapie der instabilen Angina pectoris [5–7] wurde in den Gesamtgruppen kein Unterschied bezüglich Mortalität und Prognose zwischen beiden Therapieformen beschrieben. Das lag einmal an der relativ hohen perioperativen Sterblichkeit und Komplikationsrate in der chirurgischen Gruppe sowie einer nicht unbeträchtlichen Anzahl von Patienten, die zur medikamentösen Therapie eingeteilt waren, dann aber im Verlauf doch operiert werden mußten. Es ist deshalb sinnvoll, Ergebnisse aus Zentren zu analysieren, die aus einem Zeitraum stammen, in dem sowohl Ballondilatation wie medikamentöse Dreifachtherapie mit Nitraten, Betablockern und Kalziumantagonisten durchgeführt wurden und in denen die modernen Operationsmethoden mit Myokardprotektion durch Kardioplegie und Hypothermie angewendet wurden [8, 9].

So berichtet Grädel [8] über die Operationsresultate der Baseler Arbeitsgruppe bei 195 Patienten aus den Jahren 1978 bis 1986 von einer Operationsletalität in der Gruppe von lediglich etwas über 1% und einer perioperativen Infarktrate von 6,6% (Tabelle 3). Dabei zeigte sich, daß die frühe Bypass-Verschlußrate in der instabilen Angina-Gruppe vergleichbar derjenigen war, die bei Patienten beobachtet wurde, die elektiv wegen einer stabilen Angina pectoris operiert worden waren (Tabelle 3).

Tabelle 3 Ergebnisse der Koronarchirurgie bei 195 Patienten aus den Jahren 1978 bis 1986 der Baseler Arbeitsgruppe [8]

Operationsletalität	2 (1,03%)
perioperativer Infarkt	13 (6,6 %)
Transplantate offen (4–6 Wochen)	362/394 (91,9%)
n = 138	> n. s.
Transplantate offen bei stabiler Angina	1922/2026 (94,9%)

Die Hälfte der beobachteten Infarkte bei den operierten Patienten war vor Operationsbeginn aufgetreten, so daß eine noch geringere perioperative Infarktinzidenz resultiert (Tabelle 4). Diese sehr günstigen Ergebnisse können sicherlich nicht verallgemeinert werden. Sie belegen aber, daß auch Patienten mit instabiler Angina pectoris mit relativ niedrigem Risiko operiert werden können und daß die Langzeitüberlebensrate unabhängig von den klinischen Symptomen primär durch den angiographischen Befund, die Ventrikelfunktion oder Begleiterkrankungen bestimmt wird [10–12].

Tabelle 4 Aufschlüsselung der perioperativen Infarkte des Krankengutes von Tabelle 2 [8]

Vor Op.-Beginn		n = 7
(bei PTCA	n = 5	
bei Koronarangio.	n = 1	
bei Narkoseeinleitung	n = 1)	
Während Operation		n = 6

Zusammenfassung

Wenn man die Ergebnisse der Rotterdamer Arbeitsgruppe [4] analysiert, muß damit gerechnet werden, daß knapp die Hälfte aller Patienten, die mit instabiler Angina pectoris auf die Intensivstation aufgenommen werden, in den nächsten Monaten operiert werden muß. Es zeigte sich (Abb. 3), daß etwa die Hälfte der 217 Patienten der Jahre 1983 und 1984, die wegen instabiler Angina pectoris aufgenommen worden waren, medikamentös stabilisierbar war. Etwa ein Drittel von ihnen wurde aufgrund der angiographischen Kriterien elektiv operiert, knapp ein weiteres Drittel dilatiert und ein Drittel war medikamentös führbar. Von den nicht stabilisierbaren Patienten wurden knapp die Hälfte primär notoperiert, in der anderen Hälfte konnte eine Notfalldilatation durchgeführt werden mit ähnlich guten Erfolgsraten wie bei elektiver PTCA.

In Tabelle 5 sind zusammenfassend nochmals die Kriterien aufgelistet, die für eine primäre chirurgische Therapie der instabilen Angina pectoris sprechen. Patienten mit signifikanter Hauptstammstenose der linken Herzkranzarterie, einer eingeschränkten linksventrikulären Funktion mit Auswurffraktion unter 30% sowie einem verschlossenen Gefäß, das durch ein stenosiertes Gefäß mit Kollateralen versorgt wird, sollten – falls medikamentös nicht stabilisierbar – primär operiert werden. Weitere kontrollierte Vergleichsstudien müssen zeigen, bei welchen Patienten mit Zwei- oder Dreigefäßerkrankung eine PTCA oder eine operative Revascularisation durchgeführt werden sollte.

Tabelle 5 Indikationen für die chirurgische Therapie der instabilen Angina pectoris

→ abhängig von Klinik
→ abhängig von angiographischem Befund
- Hauptstammstenose
- LV-Funktion ↓↓ (EF $< 30\%$)
- Kollateralen vom stenosierten Gefäß ausgehend

2- oder 3-Gefäßerkrankung?

Literatur

[1] Bertrand, M. E.: Diagnostic approach to unstable angina with coronary arteriography. In: P. G. Hugenholtz, B. S. Goldmann (eds): Unstable angina. Current concepts and management, pp. 119–125. Schattauer-Verlag, Stuttgart 1985.

[2] Luchi, R. J., S. M. Scott, R. H. Deupree et al.: Comparison of medical and surgical treatment for unstable angina pectoris. N. Engl. J. Med. **316** (1987) 977–84.

[3] Meyer, J., H. J. Schmitz, T. Kiesslich et al.: Percutaneous transluminal coronary angioplasty in patients with stable and unstable angina pectoris: analysis of early and late results. Am. Heart J. **106** (1983) 973–980.

[4] de Feyter, P. J., P. W. Serruys, M. van den Brand et al.: Emergency coronary angioplasty in refractory unstable angina. N. Engl. J. Med. **313** (1985) 342–346.

[5] Cooperative Unstable Angina Group: Unstable angina pectoris: National Cooperative Study Group to compare surgical and medical therapy. II. Inhospital experience and initial follow-up results in patients with one, two and three vessel disease. Am. J. Cardiol. **42** (1978) 839–848.

[6] Selden, R., W. A. Neill, L. W. Ritzmann et al.: Medical versus surgical therapy for acute coronary insufficiency: a randomized study. N. Engl. J. Med. **293** (1975) 1329–1333.

[7] Hultgren, H. N., U. R. Shettigar, D. C. Miller: Medical versus surgical treatment of unstable angina. Am. J. Cardiol. **50** (1982) 663–670.

[8] Grädel, E.: Koronarchirurgie bei instabiler Angina pectoris. Schweiz. med. Wschr. **117** (1987) 1654–1660.

[9] Karsch, K. R., U. Jaeck, M. Mauser et al.: Perkutane transluminale koronare Angioplastie und aorto-koronare Bypass-Operation bei instabiler Angina pectoris und koronarer Mehrgefäßerkrankung. Dtsch. med. Wschr. **113** (1988) 49–52.

[10] McCormick, J. R., E. C. Schick, C. H. McCabe et al.: Determinants of operative mortality and long-term survival in patients with unstable angina. J. Thorac. Cardiovasc. Surg. **89** (1985) 683–688.

[11] Leemann, D. E., C. H. McCabe, P. David et al.: Use of percutaneous transluminal coronary angioplasty and bypass surgery despite improved medical therapy for unstable angina pectoris. Am. J. Cardiol. **61** (1988) 38G–44G.

[12] Hugenholtz, P. D.: Unstable angina revisited once more. Eur. Heart. J. **7** (1986) 1010–1013.

Diskussion

Forum: Für welches Alter gelten die Kriterien?

Kupper: Die Kriterien gelten für jedes Alter. Prinzipiell sind auch ältere Patienten über 80 Jahre schon operiert worden, nach unten besteht natürlich keine Begrenzung. Ein medikamentös nicht stabilisierbarer Patient kann ja nicht so in seinem Bett liegengelassen werden. Man muß irgend etwas tun, und das hat auch unsere Chirurgen dazu veranlaßt, die früher geltenden Altersgrenzen von 70, 75 oder 80 Jahren, die sehr willkürlich sind, zu verlassen und sich nur nach der Klinik und dem biologischen Zustand der Patienten zu richten.

Nitroglycerin als Spasmolytikum bei Gallenkoliken und als Prämedikation zur ERCP

G. Pott, A. Mameghani

Einführung

Nitroglycerin (Glyceroltrinitrat) dilatiert die glatte Muskulatur. Dieser Effekt wird seit mehr als 30 Jahren zur Behandlung der koronaren Herzkrankheit, speziell zur Senkung der Ventrikelfüllung (Vorlast) genutzt. Auf die Dilatation der glatten Muskulatur z. B. der ableitenden Gallenwege wurde bereits in den 60er Jahren zur Behandlung der Gallenkolik hingewiesen [1, 4]. In Therapiebüchern wird die Behandlung der Gallenkolik durch Nitrate als Standardtherapie angegeben [2]. Der Wirkungsmechanismus ist der gleiche: Eine Dilatation der glatten Muskulatur; denn der Schmerz der Gallenkolik entsteht durch den Reiz von Dehnungsrezeptoren in der Gallenblasen- und auch Gallenwegswand.

Durch transendoskopische Druckmessungen während einer endoskopisch retrograden Cholangiografie (ERC) konnte gezeigt werden, daß die Wirkung auf die Dilatation des Sphinkter Oddi stärker ist, als früher angenommen [7]. Im einzelnen sinkt der Druck im Ductus hepatico-choledochus als Folge einer geringeren Kontraktionsamplitude im Sphinkter Oddi. Die Kontraktionsfrequenz wird nicht gesenkt. Der intrazelluläre Angriffspunkt von Nitroglycerin ist nach Umwandlung zu einem Nitrosothiol [6] die Kalziumkonzentration. Diese wird vornehmlich durch Beschleunigung des Ausstroms in den Extrazellulärraum gesenkt, dadurch kommt es zur Erschlaffung der glatten Muskelfasern.

Klinische Studien

Über die allgemein bekannte und genutzte Wirkung von Nitrolingual zur Behandlung von Gallenkoliken liegen nur wenige randomisierte Studien vor. Dies hat folgende Gründe:

– Nitrolingual wird zur Behandlung von Gallenkoliken schon seit mehr als 20 Jahren verwendet [1, 4]; zu einer Zeit also, als randomisierte Studien zur Indi-

Nitroglycerin VI

kationsregistrierung nicht erforderlich waren. In der Regel genügten Publikationen mit Falldarstellungen und Wiedergabe des klinischen Eindrucks zur Registrierung.

– Das Interesse an klinischen Studien war nicht groß, da es neben Nitraten auch Spasmolytika aus der Reihe der Skopolamine zur Behandlung der Gallenkoliken gibt. Der Vorteil der Nitrattherapie ist darin begründet, daß eine i. v. Applikation nicht nötig ist, da ein Wirkungseintritt nur unwesentlich später (Abb. 1) registriert wird. Das geringe Interesse an klinischen Studien ist auch

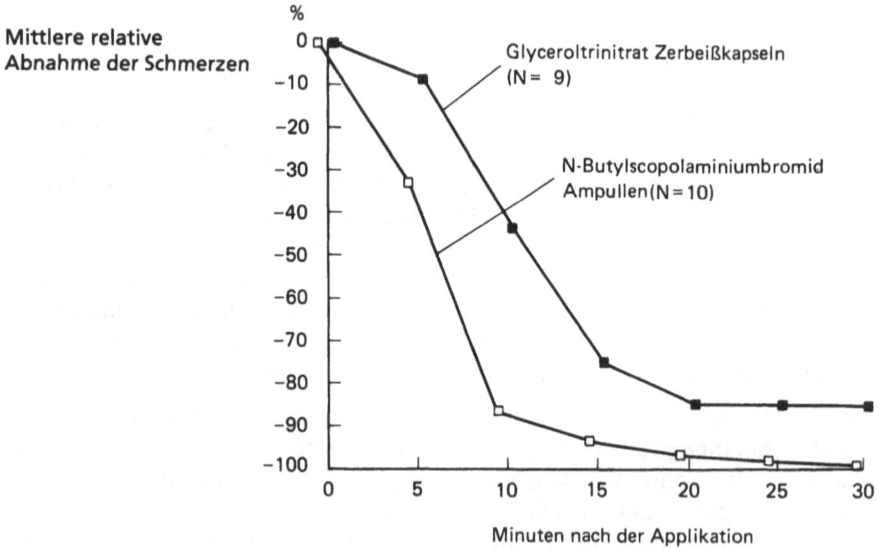

Abb. 1 Schmerzabnahme nach Therapie einer Gallenkolik durch Glyceroltrinitrat oder N-Butylscopolaminiumbromid [3].

darin begründet, daß der Wirkungseintritt nach objektiven Kriterien wenig registrierbar ist und man sich auf die Angaben des Patienten (subjektive Eindrücke) in der Regel verlassen muß.

Das Ergebnis einer neueren Studie zur Wirkung von Glyceroltrinitrat (Nitrolingual) im Vergleich zu N-Butylskopolaminiumbromid (kurz: Butylscopolamin) ist in Abbildung 1 dargestellt [3].

Objektivierung des Wirkungsnachweises von Nitrolingual an den Gallenwegen

In einer eigenen randomisierten, offenen Studie wurde an 20 Patienten die Wirkung von Glyceroltrinitrat als Spray mit der i. v. Applikation von Butylscopolamin zur Vorbereitung einer ERCP (endoskopisch retrograde Cholangio- und Pankreatografie) verglichen. Der Untersuchungsablauf ist im einzelnen aus Abbildung 2 zu ersehen. Als Grundmedikation erfolgte die i. v. Injektion von 50 ml Pethidin und die Applikation eines Lidocain-Rachensprays. Die Untersuchungen wurden durchgeführt mit einem Olympus-Seitblick-Duodenoskop JFB 1 T 10. Zur Kontrastierung wurde 60%iges Urografin verwandt.

Design der Studie
Offen kontrollierte Beobachtungsstudie an 20 Patienten Je 10 Patienten mit: – Nitrolingual-Spray, Pethidin und Rachenspray – Butylscopolamin i. v., Pethidin und Rachenspray
Dosierungen: – Nitrolingual-Spray 1,2 mg (3 Hübe) – Butylscopolamin i. v. 20 mg – Pethidin in der Dosierung 1 ml i. v. – Rachenspray: 3 Hübe Lidocain-Spray

Abb. 2 Untersuchungsablauf zur Wirkung von Glyceroltrinitrat oder N-Butylscopolaminiumbromid auf die Durchführung einer endoskopisch retrograden Cholangiographie und Pankreatographie (ERCP).

Die Patienten für diese Studie wurden aus der Gruppe derer ausgewählt, die zur Erkennung von Erkrankungen der Gallenwege und des Pankreas zur ERCP vorgestellt wurden. Ausschlußkriterien waren:

- Dauernde Nitrattherapie
- Vorher beobachtete Hypotonien
- Alter unter 18 Jahren
- Schwangerschaft, Stillzeit
- Zustand nach Papillotomie
- Neoplasma oder sonstiges im Papillenbereich vorhandenes Hindernis, was eine normale Funktion des Sphinkter Oddi stört, z. B. inkarzerierte Konkremente.

Laboruntersuchungen

Vor und nach ERCP wurden folgende Parameter bestimmt: BSG, Blutbild einschließlich Differentialblutbild, Bilirubin, SGOT-, SGPT-, Gamma-GT-, alkalische Phosphatase-, Alpha-Amylase-, Lipase-Aktivitäten im Serum mit Routinelabortests.

Statistik

Randomisierungsplan und Statistik wurden durch das Institut für angewandte Statistik Dr. Georg Schnittker GmbH, Bielefeld erstellt. Zum Einsatz gelangten

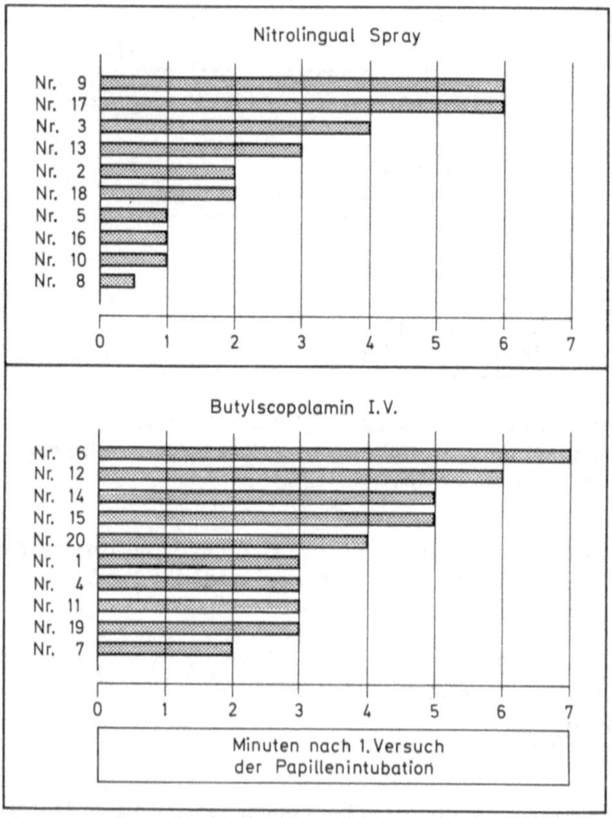

Abb. 3 Ablauf der ERCP: Zeitspanne zwischen 1. Versuch der Papillenintubation und Füllung der Gallenwege.

die folgenden Testverfahren (Signifikanzniveau $p \leq 0,05$): Chi-Quadrat-Test, Fishers exakter Test, t-Test/U-Test, Split-Splot-Varianzanalyse.

Abbildung 3 gibt die entscheidende Zeit wieder, die nötig ist, um nach Intubation der Gallenwege Kontrastmittel in die ableitenden Gallenwege zu drücken. Das Vermögen, die Untersuchung durchführen zu können und die Zeitdauer hierzu wurden als Erfolgskriterium gewertet. Erkennbar ist, daß nach Nitrolingualapplikation die benötigte Zeit zur Füllung der Gallenwege geringer ist als bei Butylscopolamin. Der Unterschied ist mit $p = 0,072$ statistisch auffällig, jedoch nicht signifikant. Wertet man die gesamte Zeit von Beginn der ERCP bis zur Füllung der Gallenwege (Abb. 4), ergibt sich ein statistisch signifikanter Unterschied mit $p = 0,005$.

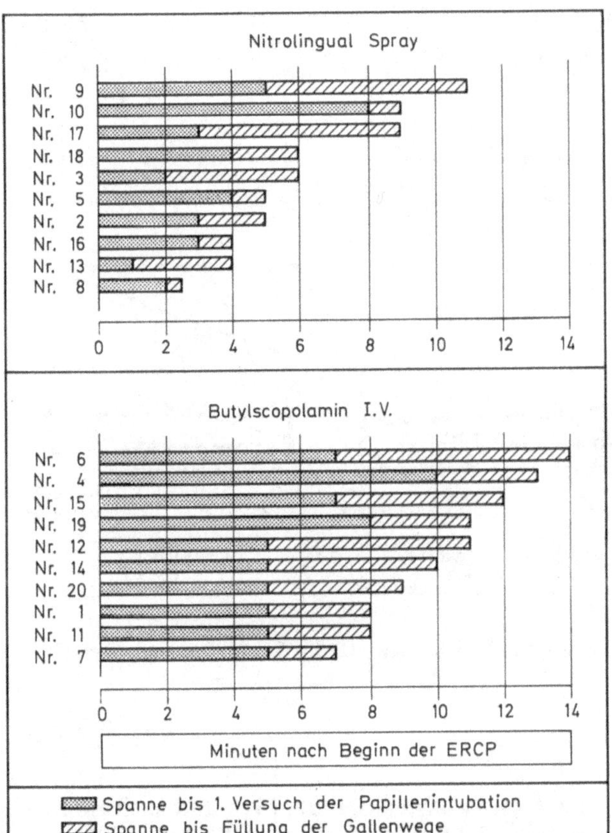

Abb. 4 Ablauf der ERCP: Zeitspanne zwischen beginnender Untersuchung bis zur Füllung der Gallenwege.

Verhalten der Laborparameter

Zu erwarten ist, daß man Abfälle von cholestaseanzeigenden Enzymen (Gamma-GT, alk. Phosphatase) insbesondere bei den Patienten sieht, bei denen nach Füllung der ableitenden Gallenwege wegen eines Konkrementes oder einer malignen Gallenwegsstenose eine Papillotomie erfolgte. Herausstellen muß man das Verhalten der Alpha-Amylase- und Lipase-Aktivitäten im Serum. In Abbildung 5

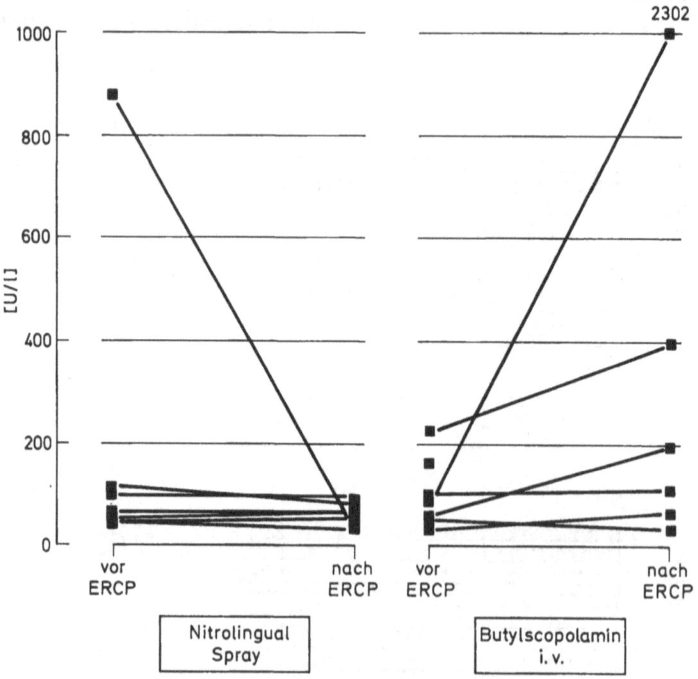

Abb. 5 Verhalten der Alpha-Amylaseaktivität im Serum vor und nach ERCP.

und 6 ist das Verhalten dieser Enzymaktivitäten vor und nach ERCP dargestellt. In der Nitrolingualgruppe sieht man einen Abfall erhöhter Enzymaktivitäten oder eine gleichbleibende normale Aktivitätshöhe. In der Scopolamingruppe ist bei der Mehrzahl der Patienten ein Anstieg der Enzymaktivitäten zu beobachten.

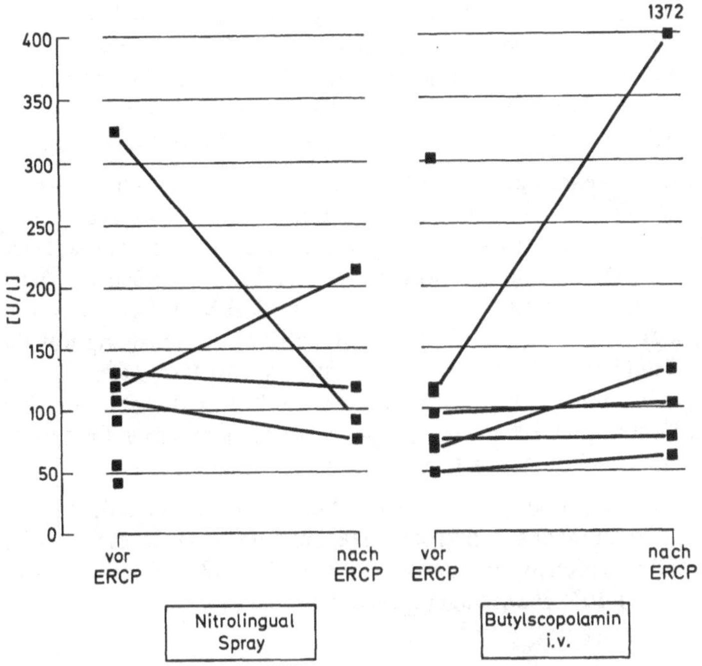

Abb. 6 Verhalten der Lipaseaktivität im Serum vor und nach ERCP.

Diskussion

Vor mehreren Jahren wurde bereits auf die Erschlaffung der glatten Muskulatur des Sphinkter Oddi durch Nitrolingual zur besseren Vorbereitung und Durchführung einer ERCP hingewiesen [7]. Die von den zitierten Autoren propagierte Methode, kleinere Konkremente zu lithotrypsieren und ohne Papillotomie zu entfernen hat sich bisher nicht durchsetzen können, vermutlich wegen zu hoher Komplikationsgefahr, da bei erhaltenem Sphinkter Oddi nach ausgelaufener Wirkung von Nitrolingual an der Papille Konkrementsplitter rezidivierend zu einer akuten biliären Pankreatitis führen können [8]. Die hier vorgelegten Ergebnisse zeigen in Form einer randomisierten Studie auch gegenüber Butylscopolamin eine günstige Wirkung von Nitrolingual.

Besondere Bedeutung kommt jedoch dem Verhalten der Azinuszellenzyme des Pankreas zu. Ein wesentliches Problem und eine der meist befürchteten Komplikationen ist eine akute Pankreatitis nach ECRP. In der Nitrolingualgruppe fallen Amylase- und Lipaseaktivitäten im Serum ab bei solchen Patienten, die wegen einer akuten biliären Pankreatitis zur ERCP vorgestellt wurden. Ein Anstieg der Enzyme bei unauffälligem Pankreas wurde nicht beobachtet. In der Scopolamingruppe dagegen sieht man bei Patienten mit normalen Azinuszellenzymen nach ERCP einen Anstieg als Ausdruck der Pankreasreizung.

In diesem Zusammenhang ist eine 1976 durchgeführte Untersuchung über die Besserung des „Pankreasschmerzes" nach ERCP durch die Gabe von Nitraten [5] zu erwähnen. Diskutiert wird eine Ischämiereaktion am Pankreas nach ERCP. Einem besseren Abfluß von Kontrastmittel und Sekret messen die Autoren nur eine untergeordnete Bedeutung zu. Bekannt ist, daß beim Versuch, die ableitenden Gallenwege retrograd zu füllen, mehrfach der Pankreasgang mit dargestellt wird. Dies könnte zu Ischämiereaktionen führen. Insofern wären unsere Ergebnisse mit der zitierten Studie [5] vergleichbar. Je kürzer die Zeit zur Füllung der ableitenden Gallenwege ist, desto seltener kommt es zu einer Reizung des Pankreas durch mehrfaches Anspritzen des Ductus wirsungianus.

Sollte sich in einer größeren Serie bei Patienten bewahrheiten, daß durch Nitratgabe die Reizung des Pankreas, gegebenenfalls auch die Inzidenz einer tatsächlich auftretenden akuten Pankreatitis senken läßt, könnte eine wesentliche Komplikation der ERCP verringert werden.

Literatur

[1] Demling, L.: Therapie der Cholecystopathie und Cholangitis. Dtsch. Ärzteztg. **9** (1967) 454.

[2] Füllgraff, G., M. Palm: Pharmakotherapie – klinische Pharmakologie. Fischer Verlag, Stuttgart 1983.

[3] Großkopf, E.: Die alternative Therapie der Gallenkolik. Zf. A. **64** (1988) 723.

[4] Kowalski, M.: Nitroglyzerin bei Gallenkolik und spastischen Schmerzen der Gallenwege. Ärztl. Prax. **16** (1964) 1759.

[5] Rehner, M., K. Schilling, N. Soehendra et al.: Pankreasschmerz: Klinisch-experimentelle Studie. Z. Gastroenterol. **14** (1976) 681.

[6] Sorkin, E. M., R. N. Brogden, I. A. Romankiewicz: Intravenous glyceryl trinitrate (nitroglycerin). A review of its pharmacological properties and therapeutic efficacy. Drugs **27** (1984) 45.

[7] Staritz, M., T. Poralla, K. Ewe et al.: Effect of glyceryl trinitrate on the sphincter of Oddi motility and baseline pressure. Gut. **26** (1985) 194.

[8] Staritz, M., M. Manns, T. Poralla et al.: Endoskopische Gallensteinextraktion durch den intakten Gallengangssphinkter nach medikamentöser Papillendilatation. Schweiz. Rundsch. Med. Prax. **75** (1986) 257.

Diskussion

Brunner: Wann haben Sie das Nitroglycerin appliziert, vor der ERCP, direkt oder während der ERCP?

Pott: Wir haben immer zuerst den Rachenspray gegeben und dann den Nitro-Spray.

Brunner: Sie haben noch sehr kleine Zahlen, machen Sie weiter?

Pott: Ja, man muß natürlich dazu sagen, daß hier nur die vor 3 Wochen oder 4 Wochen eingegangenen Laborwerte der Nachkontrollen berücksichtigt wurden, auf die es uns nicht ankam. Aber ich habe jetzt von 2 × 10 Patienten die Ergebnisse zusammengestellt. Sie entsprechen genau dem, was wir hier sehen. Bevor wir daraus eine allgemeine Empfehlung geben können, müßten wir etwa 2 × 30 Patienten haben.

Brunner: Und haben Sie Blutdruckwerte gemessen vor und während?

Pott: Nachdem Sie mich angerufen hatten, habe ich das getan. Ich habe kein Problem gesehen. Aber ich habe extra vorhin darauf hingewiesen, habe auch dieses Dia gezeigt, auf dem man sieht, daß man natürlich den systolischen Druck unter Nitraten stärker senkt im Vergleich zu der Scopolamin-behandelten Gruppe.

Bleifeld: Ich verstehe nichts von der Materie, habe nur bei Konsilien bemerkt, daß die Chirurgen, wenn ich mich recht entsinne, das auch einmal bei Pankreatitiden geben. Ist das richtig oder nur im Zusammenhang mit Gallenblasenerkrankungen?

Pott: Das ist richtig, und zwar bei der akuten Pankreatitis, durch eine Verlegung des gemeinsamen Ausführungsganges in der Papilla Vateri, also der alten klassischen Obstruktionstheorie entsprechenden akuten Pankreatitis, die man als biliäre Pankreatitis bezeichnet. Sie können bei solchen Patienten, wenn Sie also nicht gerade jemanden haben, der Ihnen schnell eine ERCP- und Papillotomie macht, einen Behandlungsversuch machen. Genauso wie diese Patienten Scopolamin kriegen, können Sie auch Nitropräparate geben.

Bleifeld: Wie häufig hintereinander appliziert man das?

Pott: Solange bis der Schmerz weggeht bzw. bis der Patient Kopfschmerzen bekommt.

Untersuchungen über den Einfluß von Glyceroltrinitrat, Butylscopolaminiumbromid und einer Kombination von Glyceroltrinitrat und Butylscopolaminiumbromid auf die Motilität des Duodenums

G. Brunner

Zusammenfassung

Die bekannte Wirkung des Nitroglycerins auf den Tonus der glatten Muskulatur an Gefäßen, Sphinkter oddi und Harnleiter führte zu der Frage, ob die glatte Muskulatur im Duodenum durch Nitroglycerin im Sinne einer Ruhigstellung beeinflußt wird, welche für die Durchführung einer ERCP eine Erleichterung darstellen könnte. Es wurden daher die orale Gabe von 2,4 mg Nitroglycerin per Spray sowie die intravenöse Gabe von 40 mg Butylscopolaminiumbromid und die intravenöse Gabe von 2,4 mg Glyceroltrinitrat und 20 mg Butylscopolaminiumbromid auf die Ruhigstellung des Duodenums verglichen.

Die orale Gabe von 2,4 mg Glyceroltrinitrat als Spray führte nicht zu einer Ruhigstellung des Dünndarms und auch nicht zu einem Blutdruckabfall. Die fehlende Wirkung auf den Blutdruck wird dahingehend interpretiert, daß die Wirksubstanz durch die im Rahmen der ERCP veranlaßte Rachen- und Mundhöhlenanästhesie zu einer Verhinderung der Resorption des Glyceroltrinitrat führt. Die Gabe von 40 mg Butylscopolaminiumbromid führt zu einer Ruhigstellung des Dünndarms von 8 $\pm$ 4 Minuten ohne einen Einfluß auf den Blutdruck. Die Kombination aus 2,4 mg Glyceroltrinitrat und 20 mg Butylscopolaminiumbromid führt zu einer signifikanten Verlängerung der Ruhigstellung des Darmes auf 23 $\pm$ 9 Minuten. Gleichzeitig kommt es aber innerhalb von 3 Minuten zu einem wenige Minuten anhaltenden systolischen Blutdruckabfall um 55 $\pm$ 20 mm Hg.

Die kombinierte Gabe von Glyceroltrinitrat und Butylscopolaminiumbromid ist eine vielversprechende Kombination für die Ruhigstellung des Darmes und die Relaxation der Papille. In der vorliegenden Dosierung ist eine Anwendung wegen der starken Blutdrucksenkung jedoch noch nicht vertretbar. Die Kombination muß durch Dosisfindungsstudien noch optimiert werden.

Nitroglycerin VI

Einleitung

Glyceroltrinitrat ist eine bewährte Substanz in der Behandlung von Koronarspasmen und hypertensiven Zuständen und ist aus der klinischen Medizin nicht mehr wegzudenken [1, 2, 8, 9]. In den letzten Jahren sind neue Indikationen für die Anwendung von Glyceroltrinitrat hinzugekommen, die aufgrund der bekannten Wirkweise des Glyceroltrinitrates auf die glatte Muskulatur längst überfällig waren. So hat Glyceroltrinitrat eine spasmolytische Wirkung auf den Harnleiter und eignet sich daher für die Behandlung der Harnleiterkolik [4, 10]. Die von Staritz et al. [11] nachgewiesene Wirkung des Glyceroltrinitrates auf die Motilität und den basalen Druck des Sphinkter oddi wird in der klinischen Anwendung verstärkt berücksichtigt [6, 11]. Der Einfluß von Glyceroltrinitrat auf die glatte Muskulatur der Bronchien wurde von mehreren Arbeitsgruppen untersucht. Die Ergebnisse sind jedoch noch nicht eindeutig verwertbar [3, 5]. Ein Einfluß des Glyceroltrinitrates auf die glatte Muskulatur im Ileum des Meerschweinchens wurde von Keith beschrieben [7].

Untersuchungen über einen Einfluß von Glyceroltrinitrat auf die glatte Muskulatur des Duodenums sind nicht bekannt. Da eine längere Ruhigstellung des Duodenums bei der Durchführung einer ERCP sehr hilfreich ist und das durch die intravenöse Gabe von Butylscopolaminiumbromid herbeigeführt werden soll, stellte sich die Frage, ob Glyceroltrinitrat auch eine Wirkung auf die glatte Muskulatur des Dünndarms im Sinne einer Ruhigstellung hat. Die alleinige Gabe von Butylscopolaminiumbromid führt nur zu einer recht kurzen Ruhigstellung des Darms. Bei länger dauernden Endoskopieuntersuchungen muß die Substanz mehrfach gespritzt werden. Deshalb ist es interessant zu untersuchen, ob möglicherweise eine Kombination aus Glyceroltrinitrat und Butylscopolaminiumbromid die Ruhigstellung des Darmes verlängern könne. Eine solche Ruhigstellung würde den Untersuchungsgang der ERCP und gegebenenfalls auch eine Papillotomie beschleunigen und damit nicht nur die Untersuchungszeit verkürzen, sondern auch die Röntgenbelastung verringern.

Medikamente, Dosierungen und Methoden

Für Glyceroltrinitrat wurde eine Dosis von 2,4 mg gewählt, da mit dieser Dosis signifikante Veränderungen am Druck der Papille sowie bei Spasmen des Ureters nachgewiesen werden konnten [4, 11]. Die Gabe von 40 mg Butylscopolaminiumbromid wird in den meisten Endoskopie-Zentren als Standardmedikation für die Ruhigstellung des Duodenums verwendet. Diese Dosis kann auch mehrfach appliziert werden. Die einzige Kontraindikation besteht im Vorliegen eines Glaukoms, da die durch Butylscopolaminiumbromid verursachte Mydriasis einen akuten Glaukomanfall auslösen kann. Die Kombination von 2,4 mg Glyceroltrinitrat mit 20 mg Butylscopolaminiumbromid wurde willkürlich gewählt mit dem Gedanken, eine mögliche Wirkung des Glyceroltrinitrates auf den Dünndarm deutlich von der alleinigen Gabe der doppelten Dosis Butylscopolaminiumbromid zu unterscheiden.

Die Gabe von 2,4 mg Glyceroltrinitrat als Spray erfolgte bei dem in Seitenlage liegenden Patienten seitlich von dem im Mund befindlichen Gerät in die Wangen- und Rachenregion, die vor Einführen des Endoskopes ausgiebig mit Tetracain anästhesiert worden waren. Die intravenöse Gabe von Butylscopolaminiumbromid oder die Kombination aus Butylscopolaminiumbromid und Glyceroltrinitrat erfolgte in eine Armvene innerhalb von 2 Minuten. Gemessen wurde der Blutdruck in zweiminütigen Intervallen, und es wurde die Zeitdauer der Ruhigstellung des Dünndarms nach Applikation der Medikamente registriert. Außerdem wurde notiert, ob während der Untersuchung ein Galleфluß in das Duodenum auftrat oder nicht.

Ergebnisse

Die Dauer der Ruhigstellung des Duodenums unter den drei verschiedenen Medikationen ist in Abbildung 1 dargestellt. Die sublinguale Gabe von 2,4 mg

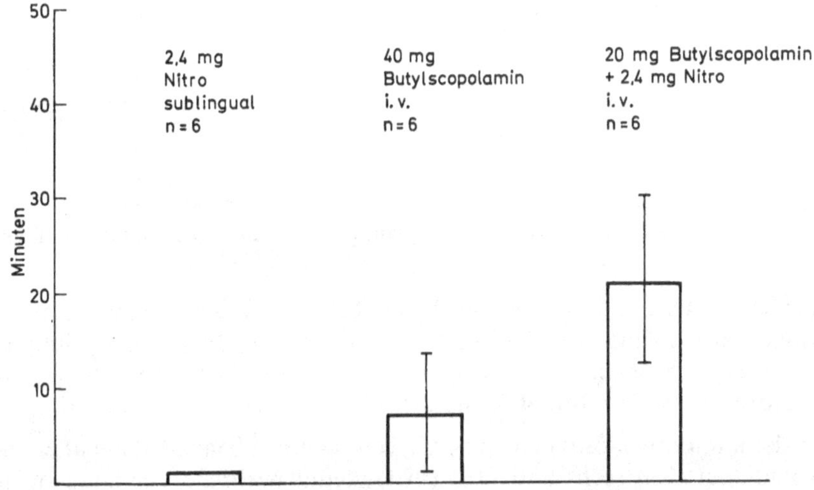

Abb. 1 Zeitdauer der Ruhigstellung des Duodenums in Minuten nach Gabe von Nitro sublingual und/oder Butylscopolaminiumbromid (kurz: Butylscopolamin)

Glyceroltrinitrat führt zu keiner Ruhigstellung des Dünndarms. Die Gabe von 40 mg Butylscopolaminiumbromid bewirkt eine achtminütige Ruhigstellung des Dünndarms. Unerwartet ist die signifikante Verlängerung der Ruhigstellung auf 23 Minuten durch die Kombination aus 2,4 mg Glyceroltrinitrat und 20 mg Butylscopolaminiumbromid. Allerdings wird in diesem Fall die Gabe von Glyceroltrinitrat intravenös verabreicht und nicht als Spray in die anästhesierte Mundhöhle.

Die entsprechenden Veränderungen des Blutdruckes sind in Abbildung 2 dargestellt. So wie die oral-buccale Applikation von Glyceroltrinitrat keine Ruhigstellung des Darmes bewirkt, so verursacht sie auch nicht einen Abfall des Blutdrucks. Auch die Gabe von 40 mg Butylscopolaminiumbromid führt nicht zu einer signifikanten Veränderung des Blutdruckes.

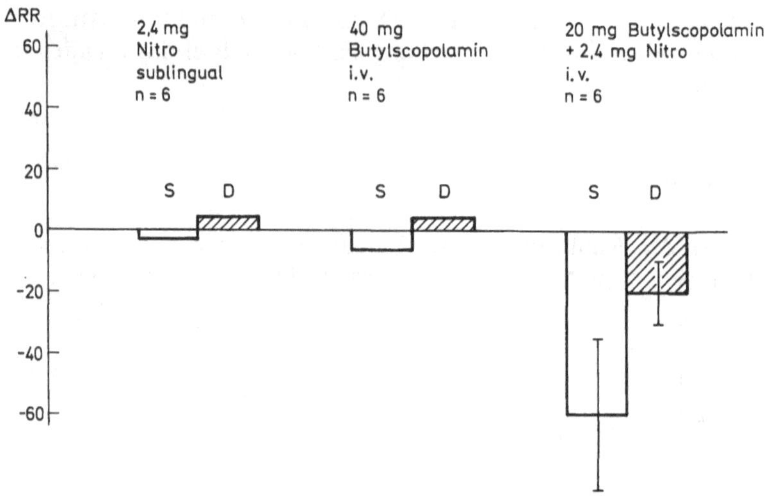

Abb. 2 Systolischer und diastolischer Blutdruck drei Minuten nach Gabe von Nitro sublingual und/oder Butylscopolaminiumbromid (kurz: Butylscopolamin)

Leider führt die außergewöhnlich lange Ruhigstellung des Dünndarms durch die Gabe von 2,4 mg Glyceroltrinitrat und 20 mg Butylscopolaminiumbromid gleichzeitig zu einem, wenn auch kurzen, aber doch hochsignifikanten Abfall des Blutdruckes von im Mittel 55 mg systolisch und 20 mg diastolisch.

In der mit intravenöser Gabe von Glyceroltrinitrat behandelten Patientengruppe konnte bei allen sechs Patienten ein Galleﬂuß während der Untersuchung beobachtet werden, während in der Gruppe, die allein Butylscopolaminiumbromid erhalten hatte, nur drei Patienten einen Galleﬂuß zeigten.

Diskussion

Ungewöhnlich ist die Beobachtung, daß die orale Gabe von 2,4 mg Glyceroltrinitrat nicht nur keinen Effekt auf die Motorik der Dünndarmmuskulatur zeigt, sondern nicht einmal den Blutdruck senkt. Dies kann nur dadurch erklärt werden, daß die Substanz nicht ausreichend resorbiert wird. Für eine Behinderung der Resorption gibt es zwei mögliche Gründe. Zum einen kann die Substanz nicht unter die Zunge appliziert werden, da die Zunge durch das eingeführte Endoskop nach unten gedrückt wird. Der Glyceroltrinitrat-Spray erreicht deshalb überwiegend die Wangenschleimhaut und den harten Gaumen. Die Wangenschleimhaut und besonders der Gaumen sind jedoch zuvor mit einem Tetracainspray zur Anästhesie ausgiebig besprüht worden. Durch die Anästhesie der Schleimhaut und die damit verbundene Vasokonstriktion ist mit großer Wahrscheinlichkeit die Resorption des Glyceroltrinitrates gestört. Außerdem gelangt natürlich auch Spray an das Endoskop selbst, welches einen Plastiküberzug hat. Es muß diskutiert werden, inwiefern Glyceroltrinitrat von der Kunststoffhülle des Endoskopes absorbiert wird.

Die Zeitdauer der Ruhigstellung des Duodenums durch die intravenöse Gabe von 40 mg Butylscopolaminiumbromid liegt zwischen 2 und 11 Minuten, im Mittel bei 8 Minuten. Diese Zeit reicht für die Durchführung einer ERCP bei schwierigen Befunden und insbesondere bei Ungeübten und Anfängern in der Regel nicht aus. Eine Ruhigstellung des Darms mit einer guten Übersicht der Papillenregion ist jedoch für die Sicherheit des Patienten und auch für eine niedrige Röntgenbelastung unerläßlich.

Die auf 23 Minuten verlängerte Ruhigstellung der Motorik des Duodenums durch die kombinierte Gabe von Butylscopolaminiumbromid und Glyceroltrinitrat wäre daher ein großer Fortschritt. Leider treten bei dieser empirisch gewählten Dosis so starke Blutdrucksenkungen auf, daß diese Kombination, insbesondere bei alten Patienten, nicht ohne zusätzliches Risiko eingesetzt werden kann. Die Patienten, bei denen eine ERCP und Papillotomie durchgeführt werden muß, gehören aber zu den alten und gar sehr alten Patienten, die einen abrupten drastischen Blutdruckabfall häufig nicht tolerieren und bei denen dann die Gefahr einer kardialen und zerebralen Minderdurchblutung besteht. Es ist daher erforderlich, Dosisfindungsstudien durchzuführen, um das Optimum an Ruhigstellung des Darms mit einem Minimum an Blutdrucksenkung herauszufinden.

Literatur

[1] Brachfeld, W., J. Bozer, R. Gorlin: Action of nitroglycerin on the coronary circulation in normal und in mild cardiac subjects. Circulation **19** (1959) 697.
[2] Bussmann, W. D., H. Schöfer, M. Kaltenbach: Wirkung von Nitroglycerin bei akutem Myokardinfarkt. II. Intravenöse Dauerinfusion von Nitroglycerin bei Patienten mit und ohne Linksinsuffizienz und ihre Auswirkungen auf die Infarktgröße. Dtsch med. Wschr. **101** (1976) 642.
[3] Byrick, J. R., E. G. Hobbs, R. Martineau et al.: Nitroglycerin Relaxes Large Airways. Anesth. Analg. **62** (1983) 421–425.
[4] Dunzendorfer, U.: Nitroglycerin im Vergleich zur Kombination von Metamizol plus Spasmolytikum. Die alternative Therapie der Harnleiterkolik. Sonderdruck Therapiewoche **37** (1987) 3865–3872.
[5] Goldstein, J. A.: Nitroglycerin Therapy of Asthma. CHEST **85** (1984) 3.
[6] Großkopf, E.: Die alternative Therapie der Gallenkolik. Glyceroltrinitrat (Nitroglyzerin) im Vergleich zu N-Butylscopolaminiumbromid. Z. Allg. Med. **64** (1988) 723–726.
[7] Keith, R. A., M. Burkman, T. D. Sokoloski et al.: Nitroglycerin Tolerance and Cyclic GMP Generation in the Longitudinal Smooth Muscle of the Guinea-Pig Ileum. The Journal of Pharmacology and Experimental, Therapeutics **225** (1983) 29–34.
[8] Kukovetz, W. R.: Zum Mechanismus der relaxierenden Gefäßwirkung von Nitroglycerin. In: Zweites Hamburger Nitroglycerin-Symposium, S. 9–17. Pharmazeutische Verlagsgesellschaft, München 1979.
[9] Rupp, M., H. Brass, H. Scherrer et al.: Behandlung der hypertensiven Krise mit Nitroglycerin. Zeitschrift f. Kardiologie **68** (1979) 272.
[10] Sakanashi, M., T. Kato, Y. Miyamoto et al: Comparative Effects of Diltiazem and Glycerol Trinitrate on Isolates Ureter and Coronary Artery of the Dog. Pharmacology **32** (1986) 11–17.
[11] Staritz, M., T. Poralla, K. Ewe et al.: Die Wirkung von Glyzerintrinitrat auf die Motilität und den basalen Druck des Sphincter Oddi. Gut. **26** (1985) 194–197.

Diskussion

Forum: Welche weiteren Medikamente haben Sie den Patienten gegeben, um sie zu sedieren oder ruhigzustellen für die Zeit der Untersuchungen?

Brunner: Genau wie Herr Pott beschrieben hat: 50 mg Pethidin, die bei uns allein keinen Blutdruckabfall bewirken, aber möglicherweise in der Kombination verstärkt dazu führen können.

Bussmann: Warum macht man es nicht anders und gibt diesen Leuten entweder eine niedrigdosierte Dosis, wie wir es auch aus der Kardiologie kennen, indem man eben mal 3 mg Nitro pro Stunde, also eine relativ starke Verdünnung appliziert, denn 2,5 mg auf einen Schuß ist ja doch eine ganze Menge Nitro. Daß man das eben einfach wirklich verdünnt und vorher anfängt oder aber eine retardierte Form bereits drei, vier Stunden vorher gibt.

Brunner: Ich war Neuling auf dem Nitro-Gebiet, das gebe ich gerne zu. Das Herz ist sehr weit weg von der Leber, die mein Hauptforschungsgebiet ist, und wir haben jetzt natürlich aus diesen Ergebnissen gelernt und wollen eben eine solche niedrige Dosis anwenden und möglicherweise auch die intranasale Gabe versuchen, wobei wir das Resorptionsproblem nicht haben. Ich glaube, daß wir beim nächsten Symposium Ihnen bessere und noch klarere Daten – und ich hoffe auch positivere Daten – liefern können als diesmal.

Pott: Eine eigene Erfahrung stützt Ihre Beobachtung bezüglich der Frage der Resorption in der Mundhöhle. Wir haben vor zwei Jahren etwa angefangen, bei unserer herkömmlichen Vorbereitung zur ERCP Butylscopolamin, Pethidin und Rachenspray zu geben. Dann – wir trainierten jemanden neu ein für die ERCP –, wenn er nicht gut mit dem Katheter in den Choledochus hineinkam, also da die Gallenwege nicht füllen konnte, dann sprühten wir mit dem Spray neben dem Beißring her, drei, vier Hübe, davon kommt etwa die Hälfte an, wenn man das mal so versucht, das nachzuvollziehen. Wir haben keinerlei Wirkung auf die Motilität des Duodenums gesehen, aber dann ging es meistens doch. Das hat uns immer gewundert und wir haben dies auch, ich bin in einer Sozietät, mit einem 10 Jahre älteren sehr gestandenen Kliniker diskutiert, und der sagte eines Tages, sind die Reaktionen am Pankreas geringer, was machen wir anders? Da habe ich gesagt, wir nehmen seit einiger Zeit mehr Nitro zur Vorbereitung mit dazu, was sozusagen alles aus der Erfahrung so kam, bis dann eines Tages gesagt wurde, wir wollen das systematisieren. Es stützt also Ihre Beobachtungen. Wir hatten keinen Effekt an der Motilität des Duodenums mit diesen geringen Dosen, die vermutlich dadurch geringer noch sind, daß wir vorher schon einen Rachenspray benutzt hatten zur Lokalanaesthesie, aber wir sahen eine Wirkung auf die Papille.

Brunner: Ich kann es insofern unterstützen; wir haben häufiger in der Gruppe – auch mit dem Nitro-Spray – einen Galleflu߸ gesehen, als bei den Patienten, denen wir keinen Nitro-Spray gegeben haben. Also offensichtlich braucht die Papille sehr viel weniger Nitro, um zu reagieren als das grobe Duodenum mit seinen verschiedenen längs- und quergestreiften Muskeln. Es ist alles noch ein bißchen vage und ich glaube, wir haben jetzt Zeit, dieses Thema auf eine solide und wissenschaftliche Grundlage zu stellen in den nächsten Jahren. Bisher gibt es noch zuviel Spekulation.

Forum: Vielleicht sollte man bei der Planung solcher Studien daran denken, daß man möglichst nicht zwei oder mehr Dinge auf einmal ändert. Wenn man jetzt nicht mehr weiß, ob die Dosierung von Butylscopolamin nicht auch schon in 20 mg ausreicht und man zum anderen jetzt eine zusätzliche Therapie gibt, wenn man aber die Darreichungsform ändert, dann bekommt man Schwierigkeiten, aber ich würde empfehlen, bei der klassischen Form zu bleiben, wenn Sie 40 mg geben und zusätzlich dann Nitro in vielleicht niedriger Dosierung den Vergleich zu machen. Sonst können Sie nachher die Studie nicht bewerten.

Brunner: Das ist richtig. Es lagen aber bereits Erfahrungen aus anderen Gruppen vor, die das an anderen Organen ausprobiert hatten und wo diese Dosis effektvoll war. Darum hatten wir gerade die Hoffnung gehabt, Butylscopolamin zu sparen, was ja auch für die alten Leute (Glaukom) wieder interessant ist. Aber Sie haben völlig recht, das werden wir in der nächsten Studie so machen.

Bleifeld: Ich habe so den Eindruck, daß eigentlich ein ganz neues Feld aufgetan ist. Ist also eigentlich das irritable Kolon eine Indikation oder liege ich da völlig falsch? Sie brauchen ja nur mit ja und nein zu antworten, um das nicht zu vertiefen.

Brunner: Diese Frage gebe ich an Herrn Pott weiter.

Pott: Ich glaube, daß die Seele des Menschen nicht im Zwerchfell, sondern im Darm sitzt. Es gibt also nicht nur ein spastisches Kolon, sondern es gibt noch eine spastische Papille. Daß was wir von den älteren gelernt haben, eine Dyskinesie der Gallenwege und wenn es da geht, geht es vermutlich am Kolon. Denn in seiner großen Not, wenn jemand kommt und kann nur einmal die Woche zur Toilette gehen und gebiert dann sozusagen einen harten Kotballen nach dem anderen, dann kann man es auch schon einmal mit Nitro-Spray versuchen.

Bleifeld: Also manchmal gibt es ja so irgendwie klinische Erfahrungen. Gibt es eigentlich Leute, die Sie beobachtet haben, die – sagen wir mal – Nitro-Pflaster haben, die über Änderungen der Darmmotilität oder so was einmal berichtet haben. Manchmal gibt es so etwas.

Brunner: Papavarin hilft ja manchmal beim Colon irritabile, und so könnte das ein ähnlicher Effekt sein.

Forum: Ich habe in einem Fall bei einer Dame, die Nitro bekam, auch einen positiven Erfolg gesehen.

Süß (Herne): Ich darf vielleicht folgendes berichten. Wir betreiben in unserem Haus ein Gallensteinlithotryptor, und in diesem Zusammenhang konnten wir zwei Kollektive aufbauen, die einen waren mit einem retardierten Nitro-Präparat vorbehandelt, das andere Kollektiv war nicht vorbehandelt, und erstaunlicherweise zeigte sich, daß die Patienten, die vorbehandelt waren, nach Lithotrypsie in den ersten drei Tagen, wo gemeinhin die Gallenkoliken zu erwarten sind, weniger Gallenkoliken hatten. Das würde sich also mit Ihren Untersuchungen decken und vielleicht für Sie die Anregung, gegebenenfalls einmal ein retardiertes Nitro-Präparat in der Vorbereitung der ERCP zu nutzen.

Brunner: Gerade für die Papille ist das jetzt sehr wahrscheinlich.

Forum: Wohlbefinden schafft Relaxation. Relaxation schafft Wohlbefinden. Haben Sie es schon einmal mit Musiktherapie probiert?

Brunner: Nein, noch nicht.

Bleifeld: Also grundsätzlich könnte man sich das natürlich vorstellen. Es gibt ja solche Untersuchungen quantitativer Art zum Bluthochdruck. Meditative Techniken senken ja den Blutdruck. Ich darf deshalb darauf antworten, weil wir im Katheterlabor eine Musikanlage haben, und ich habe mich auch darum gekümmert. Das Problem ist, glaube ich, nur, ohne das sehr weit zu vertiefen, was ist für den einzelnen relaxierend? Für den einen ist das Pop, für den anderen Rock und für den Dritten Klassik. Vielleicht können wir es dabei bewenden lassen und den Rest an die Gastroenterologen weitergeben.

Zur Frage der Harnleiterspasmolyse durch Glyceroltrinitrat

U. Dunzendorfer

Einleitung

Stand der Koliktherapie

Die Therapie der Harnleiterkolik – notfallmäßig in der klinischen Praxis seit Jahren mit Metamizol-haltigen Kombinationspräparaten parenteral durchgeführt (z. B. 2,5 g Metamizol, 0,02 g Butylscopolamin) – war selten Gegenstand spezieller pathophysiologischer und pharmakologischer Forschung. Nach dem Verdikt der Zulassung von Metamizol-haltigen Kombinationspräparaten durch das BGA [1], das anscheinend mangels geeigneter alternativer Therapiemöglichkeiten der Harnleiterkolik kürzlich zurückgenommen wurde, hat es zahlreiche therapeutische Empfehlungen und Feststellungen gegeben, ohne daß dazu detaillierte klinische Untersuchungen vorgelegt wurden.

An einer Nieren- oder Gallenkolik – auch ohne Behandlung – stirbt man nicht. Deswegen kann auch ein minimales Risiko infolge immunologischer Prädisposition durch eine Schmerztherapie in einen lebensbedrohlichen Zustand zu geraten, nicht in Kauf genommen werden. Wie für die Behandlung anderer schwerer Schmerzzustände gefordert wurde, sollte der Einsatz von Opioiden in angemessener Weise erfolgen [2].

Gerade diesen therapeutischen Ratschlag, stark und lang wirksame Analgetika wie Opioide notfallmäßig bei Harnleiterkoliken einzusetzen, kann man nicht nur wegen der relativ hohen Frequenz von Nebenwirkungen für gefährlich halten. Kurzfristige Nachuntersuchungen bei fälschlich gedeuteter Harnleiterkolik, verursacht durch eine nekrotisierende Pankreatitis, retrozoekal verlagerter Appendizitis oder eine uroseptische Verschlechterung der Urolithiasis sind nach starker Analgesie kaum möglich.

Auch die Empfehlung, Antirheumatika intravenös zu verabfolgen, wie dieses z. B. in den skandinavischen Ländern praktiziert wird, ist wegen des relativ späten Wirkungseintritts problematisch [3]. Die in Deutschland ausschließlich intramuskulär verabreichten Antirheumatika dürften erst 40 bis 80 Minuten nach Applikation eine deutliche analgetische Wirkung erreichen und erscheinen daher für die Therapie der akuten Kolik-Symptomatik wenig geeignet.

Nitroglycerin VI

Ideales Harnleiterspasmolytikum

Aus klinischer Sicht wäre eine gezielte medikamentöse Spasmolyse der glatten Harnleitermuskulatur innerhalb 10–15 Minuten nach Injektion, entsprechend der maximalen Wirkkonzentration im Plasma, wünschenswert. Eine rasche Elimination der spasmolytischen Substanz innerhalb von 30–40 Minuten würde die in manchen Fällen notwendige Untersuchung garantieren.

Untersucht man daher die Pathophysiologie der Ureterkolik, u. a. verursacht durch Wanddehnung des Harnleiters, Gewebeödem und Urinrückstau genauer, so führt vor allem die Spannungszunahme pro Zeiteinheit zum Schmerzbild der akuten Kolik ($\Delta T/t$, $\rightarrow T = k \times PR$, wobei T = Wandspannung, p = Druck im Harnleiter, R = Radius des Harnleiters, Gesetz nach La Place [4].

Entscheidend ist daher die myolytische Eigenschaft der pharmakologisch aktiven Substanz, die ausschließlich die glatte Muskulatur des Harnleiters relaxiert. Da gegenwärtig eine solche chemische Verbindung nicht vorliegt, muß eine therapeutische Lösung erneut in einem Kombinationspräparat gesucht werden, wobei für die Einzelkomponenten der entsprechende Wirknachweis zu führen ist.

Glyceroltrinitrat, mit ausgewiesener spasmolytischer Wirkung auf die glatte Gefäßmuskulatur, ist auch nach jahrzehntelanger Anwendung ohne letale Komplikationen geblieben. Pharmakokinetisch bekannt sind schnelle Resorption und Elimination, Voraussetzungen, um als Spasmolytikum bei Harnleiterkoliken untersucht zu werden.

Berichtet wurde von Klaus [5] der differenzielle Effekt von Glyceroltrinitrat auf arterielle und venöse Gefäße mit inhomogenem Verlauf der Dosiswirkungskurven. Es ist interessant, inwieweit sich der Harnleiter in dieses System der unterschiedlichen Empfindlichkeit für Glyceroltrinitrat einordnen läßt.

Um der aktuellen Notwendigkeit alternativer Behandlungsmöglichkeiten der Harnleiterkoliken zu entsprechen, wurde in klinischen Untersuchungen der spasmolytische Effekt von Glyceroltrinitrat nach Dosisfindungsstudien bei Harnleiterdilatationsversuchen (sog. Koliksimulationsmodell) und in einer randomisierten Studie mit Metamizol-haltigem Scopolamingemisch überprüft.

Patienten und Methodik

Erste Fragestellung: Dosisfindung

Zur Dosisfindung von Glyceroltrinitrat als Spasmolytikum bei Harnleiterkoliken (Harnstauniere, röntgenologischer Steinnachweis, klinisches Bild einer mittelschweren bis schweren Harnleiterkolik) wurde eine offen randomisierte Studie mit den Dosisstufen 1,6 mg und 2,4 mg Glyceroltrinitrat durchgeführt. Beide Dosisstufen mußten in einem Zeitraum von 5 Minuten parenteral mit Hilfe des Perfusors verabreicht werden. Als Zielparameter galten die Zeitpunkte des Nachlassens bzw. der Kupierung der Schmerzen in Minuten nach Injektion. Darüber hinaus wurde der Therapieerfolg 30 Minuten nach Beendigung der Infusion wie folgt beurteilt: gut (schmerzfrei), mäßig (Restschmerz vorhanden), kein Effekt (Therapie mit anderen Medikamenten erforderlich gewesen). Die Verträglichkeit ließ sich auf der Basis von Blutdruck und Herzfrequenz, allgemeiner Symptome und von Laborparametern evaluieren.

Patientengut und Aufnahmestatus

Entsprechend dem Versuchsplan nahmen 20 Patienten mit Harnleiterkoliken nach Steinzertrümmerung (N = 12) bzw. bei akuter Einlieferung (N = 8) an der Untersuchung teil. Je 10 Patienten erhielten in randomisierter Folge 1,6 mg bzw. 2,4 mg Glyceroltrinitrat parenteral durch den Perfusor.

Das Alter der Patienten – 12 Männer und 8 Frauen – variierte zwischen 25 und 75 Jahren und beträgt im Mittel 51,5 Jahre.

Hinsichtlich der Einschlußdiagnose (Zustand nach Steinzertrümmerung bzw. akute Einlieferung) bestand zwischen den Dosisgruppen kein Unterschied, gleichfalls nicht in bezug auf die Frequenz rezidivierender Erkrankungen. Festzuhalten wäre die höhere Frequenz weiterer Erkrankungen sowie begleitender medikamentöser Maßnahmen in der Dosisgruppe 2,4 mg.

Der Schweregrad der Harnleiterkolik differierte in den Dosisgruppen nicht signifikant, im Gesamtkollektiv registrierten wir mittelstarke Koliken (N = 5) und starke Koliken (N = 15). Der Status der Vitalparameter war vor der Applikation als homogen zu bezeichnen, wobei Blutdruckwerte für die höhere mittlere Ausbrechung des Alters berücksichtigt werden mußten. Hinsichtlich des Labors bestanden zwischen den Behandlungsgruppen ebenfalls keine Unterschiede. Zusammenfassend waren daher die Einschlußbedingungen der Dosisgruppen weitgehend vergleichbar.

Zweite Fragestellung: Koliksimulationsmodell

Zur Untersuchung der Wirkung von 2,4 mg Glyceroltrinitrat parenteral zwischen 2,5 und 5 Minuten langsam appliziert, überprüften wir bei Patienten mit Harnleiterstenosen die klinisch pharmakologischen Effekte der Spasmolyse der durch einen Dilatationskatheter induzierten Harnleiterkolik.

An der Untersuchung beteiligten sich 10 Patienten mit Harnleiterstenosen. Nach Einführen des Dilatationskatheters erfolgte eine Steigerung des Druckes bis zum Eintritt der Schmerzen (Wanddehnungsschmerz, als Hauptkomponente des Kolikschmerzes). Dabei wurde die vorliegende Druckwandspannung im Dilatationskatheter sowie der Schweregrad der induzierten Harnleiterkolik dokumentiert.

Nachdem der Druck reduziert worden war, erhielt der Patient 2,4 mg Glyceroltrinitrat innerhalb von 2,5 bis 5 Minuten i. v. Nach weiteren 5 Minuten erfolgte die erneute Dilatation, und zwar bis der individuelle Maximaldruck erreicht wurde, das heißt, bis zur Induktion einer erneuten Harnleiterkolik oder bis zum Erreichen des experimentellen Maximaldruckes von 6,5 atü.

Bei Auftreten kolikartiger Schmerzen registrierten wir wie zuvor die Druckwandspannung und den Schweregrad der induzierten Harnleiterkolik.

Krankengut

Entsprechend dem Versuchsplan nahmen 10 Patienten mit Harnleiterstenosen an der Untersuchung teil. Das Alter der Patienten – 4 männlich, 6 weiblich – variierte zwischen 18 und 70 Jahren und betrug im Median 49 Jahre. Anamnestische Angaben zur Prüfindikation werden kasuistisch dargestellt: Die klinische Allgemeinuntersuchung stellte einen guten bzw. mäßigen Ernährungs- und Allgemeinzustand in 7 bzw. 3 Fällen fest; Begleiterkrankungen fanden sich in 3 Fällen: Patient Nr. 1: kindskopfgroßer Ovarialtumor links, Patient Nr. 3: metastasierendes Rektumkarzinom, Patient Nr. 6: Hypertonie (Medikation: Triamteren/Hydrochlorthiazid).

Dritte Fragestellung: randomisierte Vergleichsstudie

Die Wirksamkeit und Verträglichkeit von 2,4 mg Glyceroltrinitrat-Kapseln bei Patienten mit Harnleiterkoliken wurde in einer Studie mit Metamizol-haltigem Scopolamin-Gemisch (Metamizol 2,5 g, 0,02 g Butylscopolamin in 5 ml gelöst) untersucht.

In der offen randomisierten Studie galten als Zielparameter die Zeitpunkte des Nachlassens oder der Kupierung von Schmerzen in Minuten nach Applikation. Darüber hinaus wurde der Therapieerfolg 30 Minuten nach Applikation wie folgt beurteilt: gut (schmerzfrei), mäßig (Restschmerz vorhanden), kein Effekt (Therapie mit anderen Medikamenten erforderlich gewesen).

Die Verträglichkeit evaluierten wir entsprechend den vorausgegangenen Untersuchungen auf der Basis von Blutdruck, Herzfrequenz und Körpertemperatur, allgemeiner Symptome und von Laborparametern.

Krankengut und Aufnahmestatus

Wie im Versuchsplan gefordert, wurden 40 Patienten mit Harnleiterkoliken nach Steinzertrümmerung (N = 9) bzw. bei akuter Einlieferung (N = 31) an der Untersuchung beteiligt. Je 20 Patienten erhielten in randomisierter Folge 2,4 mg Glyceroltrinitrat als Zerbeißkapsel bzw. Metamizol-haltiges Scopolamingemisch parenteral innerhalb von 5 Minuten injiziert.

Das Alter der Patienten – 30 Männer und 10 Frauen – variierte zwischen 26 und 74 Jahren und beträgt im Mittel 46,6 Jahre. Hinsichtlich demographischer Daten bestanden zwischen den Therapiegruppen keine auffälligen Unterschiede. In der Regel wurden Harnleiterkoliken nach Steinzertrümmerung durch extrakorporale Lithotrypsie (ESWL) häufiger mit Metamizol-Scopolamin behandelt.

Der Schweregrad der Harnleiterkolik differierte in den Therapiegruppen nicht signifikant; im Gesamtkollektiv protokollierten wir mittelschwere Koliken (N = 6) und schwere Koliken (N = 34). Der Status der Vitalparameter vor Applikation war homogen, entsprechendes galt für die Laborparameter, so daß zusammenfassend eine weitgehende Vergleichbarkeit der Therapiegruppen festzustellen war.

Statistik

Neben deskriptiv statistischer Verfahren (Minimum, Maximum, Median, Mittelwert, Standardabweichung, Häufigkeitsverteilung) kamen die folgenden analytischen Verfahren zum Einsatz: Chi-Quadrat, T-Test, T-Test/U-Test, Split-plot-Varianzanalyse. Bei der Varianzanalyse werden die Faktoren (Niveau) Gegenüberstellung des durchschnittlichen Niveaus in beiden Therapiegruppen, (Zeit) Gegenüberstellung wiederholter Messungen im zeitlichen Verlauf und (Wechselwirkung) aus Niveau und Zeit berücksichtigt.

Ergebnisse

Dosisfindungsstudie

Aus Voruntersuchungen mit 0,8 und 1,2 mg Glyceroltrinitrat parenteral injiziert, ergab sich kein ausreichend spasmolytischer Effekt bei Patienten mit Harnleiterkoliken. Es wurde daher die wesentlich höhere Dosierung von 1,6 und 2,4 mg GTN gewählt, um den spasmolytischen Effekt innerhalb eines maximal tolerablen Anwendungsbereiches erfassen zu können. Unter 2,4 mg GTN lassen die Kolikschmerzen signifikant häufiger und früher (p = 0,036, Tabelle 1) nach.

Tabelle 1 Schmerzbeurteilung anhand einer Schmerzanalogskala.

Anhand einer Schmerzanalogskala mit Rang 0–100 wurden folgende Einstufungen ermittelt:

Zeitpunkt	Dosis 1,6 mg	Dosis 2,4 mg
vor der Infusion	80,6 ± 8,0	82,5 ± 7,5
am Ende der Infusion	74,4 ± 7,1	74,5 ± 10,1
5' nach der Infusion	70,8 ± 6,6	68,1 ± 9,9
10' nach der Infusion	67,6 ± 6,0	62,9 ± 12,8
15' nach der Infusion	66,3 ± 8,0	54,4 ± 12,6
20' nach der Infusion	65,8 ± 8,8	45,5 ± 13,6
25' nach der Infusion	67,4 ± 10,6	40,9 ± 16,9
30' nach der Infusion	67,7 ± 10,7	32,9 ± 23,4

Durch die Behandlung können die Schmerzen in 1/10 Fällen der Dosisstufe 1,6 mg und in 5/10 Fällen der Dosisstufe 2,4 mg kupiert werden. 30 Minuten nach der Infusion ist die Dosisstufe 2,4 mg signifikant besser hinsichtlich des Nachlassens der Schmerzen und des Therapieerfolges zu beurteilen (Abb. 1–3).

In 10 von 10 Fällen der Dosisstufe 1,6 mg und in 8 von 10 Fällen der Stufe 2,4 mg werden innerhalb von 24 Stunden nach dem ersten Beurteilungsintervall

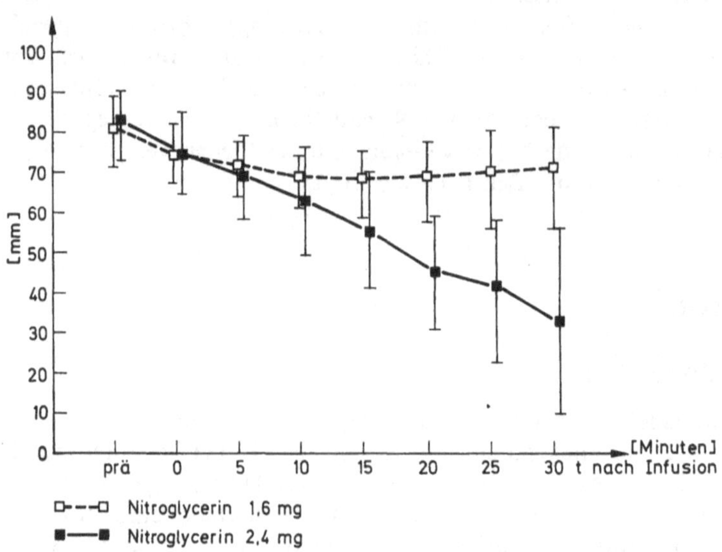

Abb. 1 Schmerzanalogskala

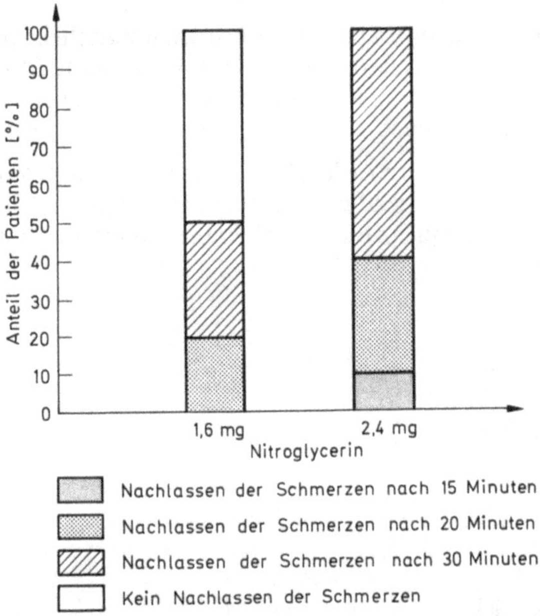

Abb. 2 Schmerzbeeinflussung durch Nitroglycerin 1,6 und 2,4 mg

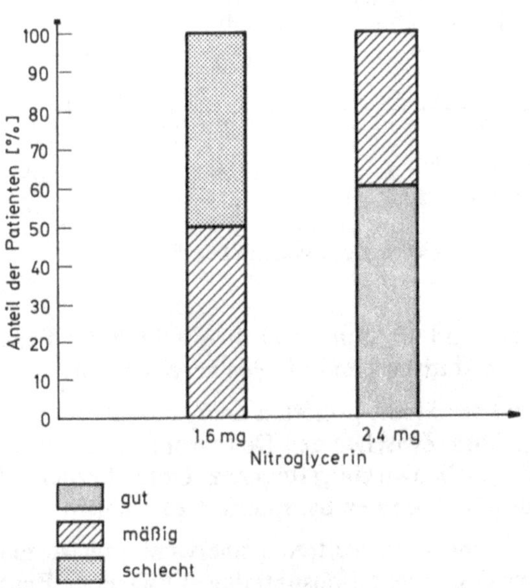

Abb. 3 Beurteilung des Therapieerfolges 30 Minuten nach Beendigung der Infusion

Rezidive der Harnleiterkoliken beobachtet. Die Zeitspanne zwischen Ende der Infusion und dem Rezidiv der Harnleiterkolik beträgt im Median für 1,6 mg 85 Minuten und für 2,4 mg 315 Minuten, so daß auch hier sich eine signifikante Trennung beider Dosisstufen errechnet.

Der Verlauf der Vitalparameter (Blutdruck, Herzfrequenz, Körpertemperatur) vor Infusion, 10', 20' und 30' nach Beendigung der Infusion zeigt eine Abnahme des Blutdrucks sowie der Herzfrequenz ohne signifikante Unterschiede von den Dosisgruppen (Abb. 4–6).

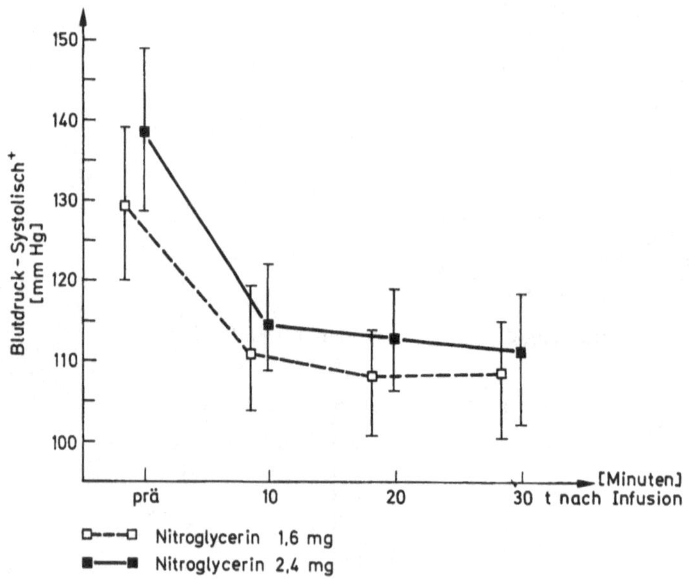

Abb. 4 Mittelwerte und Standardabweichung des systolischen Blutdrucks

Die Laboruntersuchungen vor und 24 Stunden nach Abschluß der Behandlung weisen klinisch gesehen keinen statistischen Prä-/Postvergleich auf.

In Tabelle 2 sind die während der Studie notierten unerwünschten Arzneimittelwirkungen kasuistisch aufgeführt. Zwischen den Dosisgruppen finden sich keine Unterschiede hinsichtlich der Nebenwirkungsfrequenz. Unter Berücksichtigung von Mehrfachnennungen ist mit folgenden Symptomen zu rechnen.

Zwischen der Verträglichkeit und dem Auftreten unerwünschter Arzneimittelwirkungen besteht nach den Dokumentationsunterlagen folgender Zusammenhang: gut = keine Begleiterscheinungen, mäßig = tolerable Begleiterscheinun-

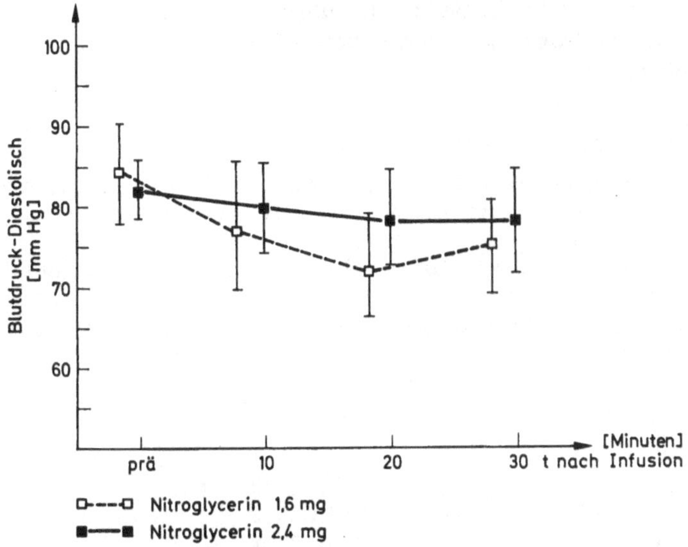

Abb. 5 Mittelwerte und Standardabweichung des diastolischen Blutdrucks

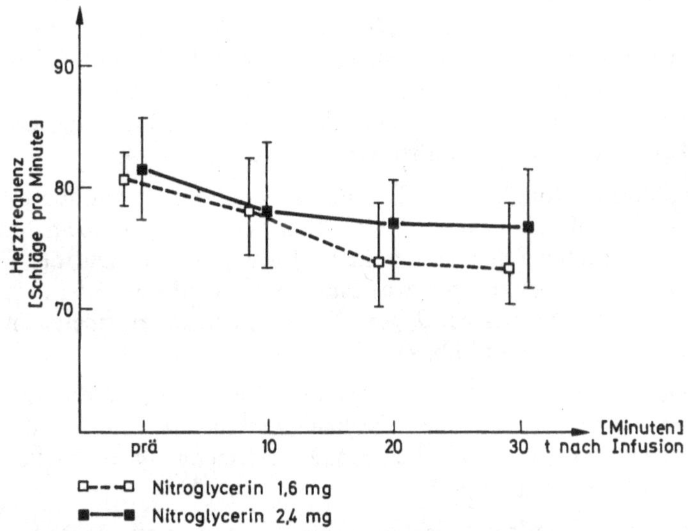

Abb. 6 Mittelwerte und Standardabweichung der Herzfrequenz

gen, schlecht = intolerable Begleiterscheinungen. Aus der vorgenannten Korrespondenz ist die Verträglichkeit sowohl von 1,6 wie auch von 2,4 mg GTN als mäßig anzugeben.

Tabelle 2 Unerwünschte Arzneimittelwirkungen.

Kasuistische Darstellung der während der Studie registrierten unerwünschten Arzneimittelwirkungen. Zwischen den Therapiegruppen finden sich keine Unterschiede hinsichtlich der Nebenwirkungsfrequenz.
Zehn Patienten wurden mit Nitrolingual forte-Kapseln und zehn mit Metamizol-Scopolamin-Ampullen behandelt.
Unter Berücksichtigung von Mehrfachnennungen wurden folgende Symptome genannt:

Symptome	Dosis 1,6 mg	Dosis 2,4 mg
Schwindel	3	1
Kopfdruck	1	1
Tränensekretion	–	2
Flush	–	2
Schweißausbruch	–	1
Hypotone Reaktion	1	–

Dilatationsstudie

Die erste Harnleiterdilatation verursacht bei allen Patienten eine ausgeprägte Schmerzsymptomatik entsprechend einer Harnleiterkolik. Die Druckwandspannung variiert bei Schmerzeintritt zwischen 1,5 und 4,2 atü und beträgt im Mittel 2,7 atü. Der Schweregrad der Harnleiterkolik wird als mittel in 7 und als schwer in einem Fall eingestuft, in zwei Fällen fehlt eine Graduierung.

Nach i. v.-Applikation von 2,4 mg GTN innerhalb 2,5 bis 5 Minuten folgt eine zweite Drucksteigerung, die in allen Fällen ohne Kolik bis zu einem Maximaldruck von 6,5 atü durchgeführt werden kann. Im weiteren Verlauf der Harnleiterdilatation sind noch höhere Druckwandspannungen auf über 6,5 atü möglich. Dabei kann über 10 Minuten bei 9 von 10 Patienten die Harnleiterdilatation effektiv durchgeführt werden (Abb. 7).

Statistisch gesehen läßt sich bei der „Response-Rate“ von 100% im kleinen Stichprobenumfang von 10 Patienten errechnen, daß die tatsächliche „Response-Rate“ mit einer 95%igen Wahrscheinlichkeit zwischen 74 und 100% liegt (Tabelle 3).

Die Vitalparameter (Blutdruck, Herzfrequenz, Körpertemperatur) verändern sich nach Einführen des Dilatationskatheters, und zwar durch eine Zunahme

HARNLEITERDILATATION

Patienten n	Therapie (GTN I. v.)	Druck (Atü)	Signifikanz (p-Wert)
10	–	2,7 ± 0,9	
10	2,4 mg	6,5 ± 0,3	0.001

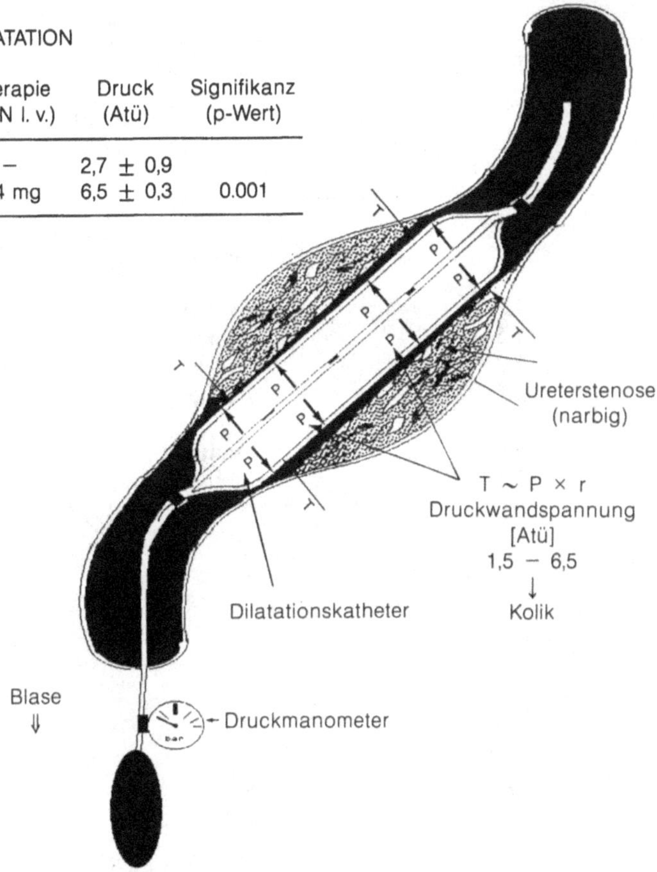

Abb. 7 Schematische Darstellung der Ballondilatation

des Blutdruckes, der anschließend nach Injektion von 142/95 mm Hg auf 122/80 mm Hg abfällt. Die Herzfrequenz nimmt nach Einführung des Harnleiterkatheters zu und bleibt während der Dilatation auf erhöhtem Niveau (Stressreaktion), (Abb. 8, 9, 10).

Die Laboruntersuchungen mit Berechnung der Mittelwerte und Standardabweichungen sind ohne statistische Unterschiede im Prä-/Post-Vergleich.

Als unerwünschte Arzneimittelwirkungen sind insgesamt Hypotonien, vermehrter Tränenfluß, Kopfdruck, Schwindel, Gesichtsrötung und Taubheitsgefühl zu melden. In zwei Fällen kam es zu deutlichen Blutdruckabfällen, die eine ent-

Tabelle 3

	Bei Induktion der 1. Harnleiterkolik		2. Drucksteigerung
Patient Nr.	Druckwandspannung bei Schmerzeintritt [Atü]	Graduierung der Harnleiterkolik	Maximaler Druck [Atü]
1	2.5	mittel	6.5
2	1.5	mittel	6.5
3	2.0	mittel	6.5
4	4.2	mittel	6.5
5	1.5	schwer	6.5
6	2.0	–	6.5
7	2.5	mittel	6.5
8	3.5	–	6.5
9	4.0	mittel	6.5
10	3.5	mittel	6.5

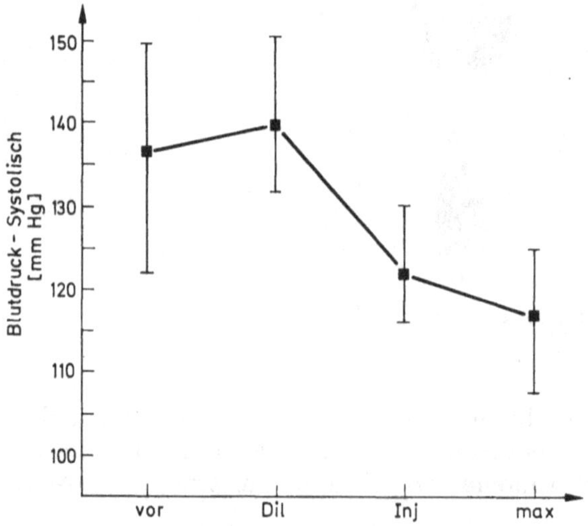

vor = vor Beginn der Dilatation
Dil = nach Einführen des Dilatationskatheters
Inj = 2,5 Minuten nach der Injektion
max = bei Erreichen des Maximaldrucks

Abb. 8 Mittelwerte und Standardabweichung des systolischen Blutdrucks im Verlauf des Experiments

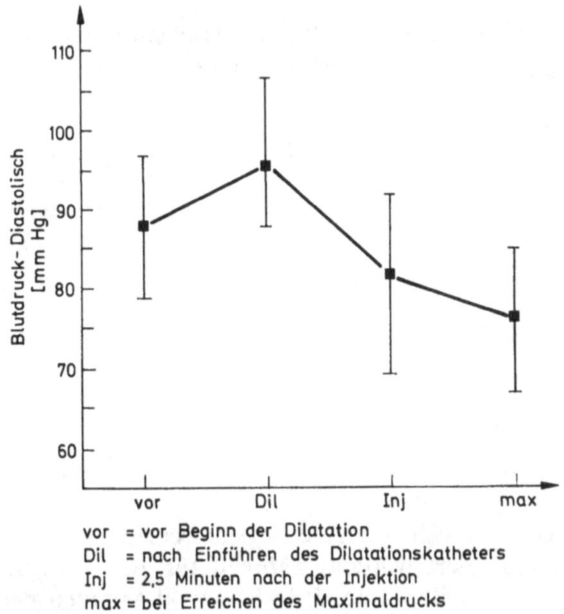

Abb. 9 Mittelwerte und Standardabweichung des diastolischen Blutdrucks im Verlauf des Experiments

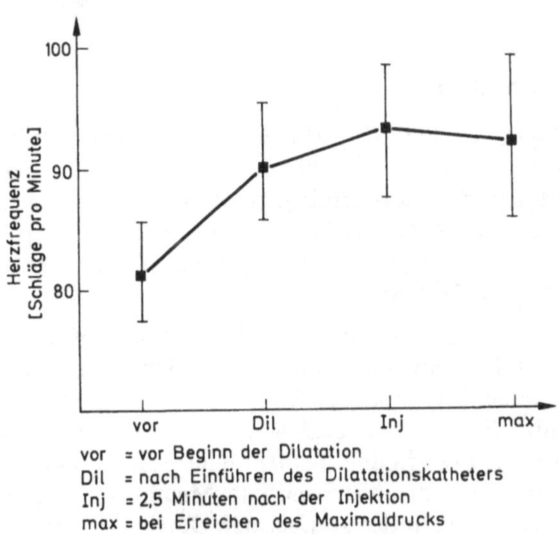

Abb. 10 Mittelwerte und Standardabweichung der Herzfrequenz im Verlauf des Experiments

sprechende Extremitätenhochlagerung und Flüssigkeitssubstitution mit physiologischer Kochsalzlösung (Tabelle 4) erforderlich machten.

Tabelle 4 Unerwünschte Arzneimittelwirkungen

Symptome	N
Hypotonie	3
Schock	2
Tränenfluß/-reizung	4
Kopfdruck	1
Schwindel	1
Gesichtsrötung	1
Taubheitsgefühl (Akren)	1

Bei 8 von 10 Patienten ergeben sich tolerable Begleiterscheinungen, in denen mäßige Verträglichkeiten registriert wurden, während für zwei Patienten die Verträglichkeit als schlecht beurteilt wurde. Jedoch war 60 Minuten nach Behandlung der Hypotension der Blutdruck und die Belastbarkeit normalisiert, so daß im allgemeinen die Entlassung des Patienten möglich war.

Randomisierte Vergleichsstudie

Nach Anwendung von 2,4 mg GTN in Kapselform wird bei 16 von 20 Patienten mit Harnleiterkolik ein Nachlassen der Kolikschmerzen beobachtet, während nach Anwendung von Metamizol-Scopolamingemisch parenteral injiziert in 18 von 20 Fällen über eine Besserung zu berichten ist. Der mediane Zeitpunkt der Schmerzbeeinflussung beträgt für 2,4 mg GTN-Kapseln 30 Minuten und für Metamizol-Scopolamingemisch 26,5 Minuten.

In 11 von 20 Fällen nach Anwendung von GTN bzw. 15 von 20 Fällen nach Anwendung von Metamizol/Scopolamin konnten die Schmerzen vollständig kupiert werden. Der mediane Zeitpunkt der Schmerzfreiheit beträgt für GTN 70 Minuten, für Metamizol/Scopolamin 62,5 Minuten und ist mit $p = 0{,}032$ signifikant. 30 Minuten nach Beendigung der Applikation wird der Therapieerfolg von 2,4 mg GTN in 9 von 20 Fällen und von Metamizol/Scopolamin in 15 von 20 Fällen als gut beurteilt. In der graphischen Darstellung der Resultate wird das Nachlassen der Schmerzen, Kupierung der Schmerzen und die Beurteilung des Schmerzerfolges gezeigt (Abb. 11–13).

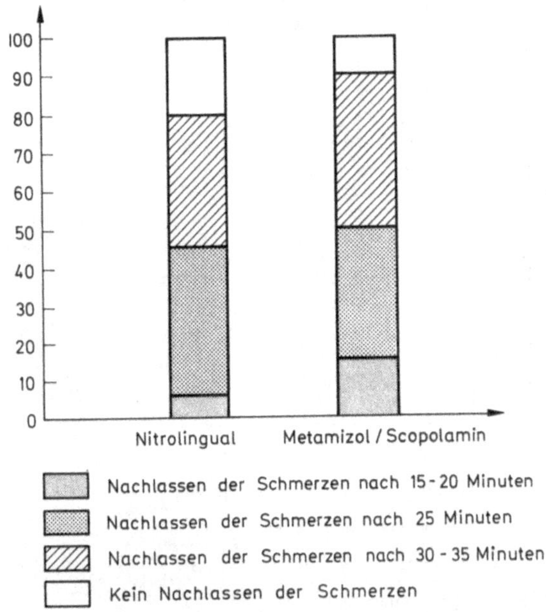

Abb. 11 Schmerzbeeinflussung durch Nitrolingual forte-Kapseln und Metamizol/Scopolamin-Ampullen

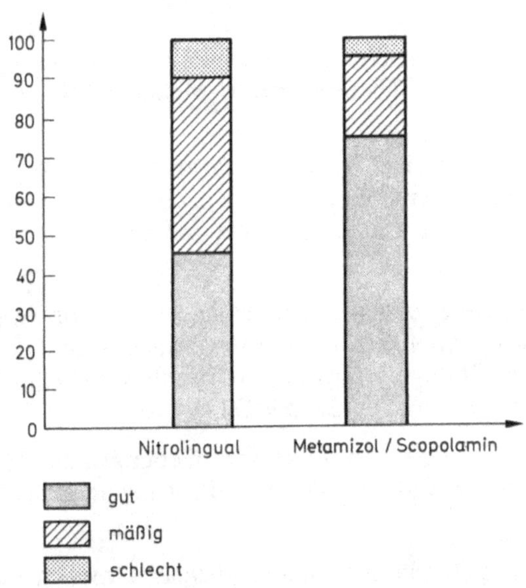

Abb. 12 Beurteilung des Therapieerfolges 30 Minuten nach Beendigung der Applikation

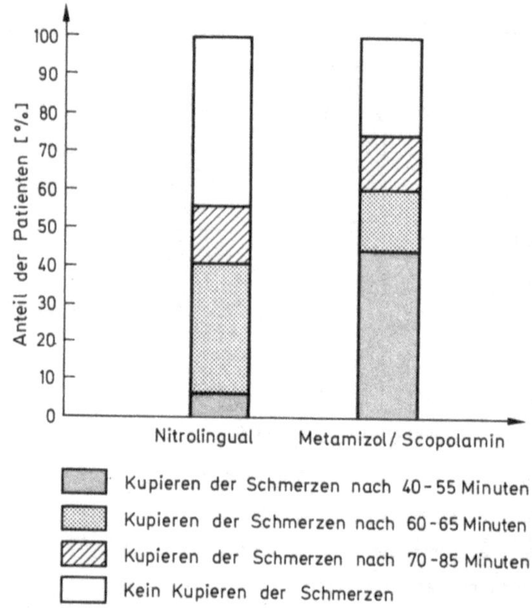

Abb. 13 Zeitpunkt der vollständig/nahezu vollständig sistierenden Schmerzen

Rezidive der Harnleiterkolik werden in 7 von 20 Fällen der Therapiegruppe GTN und in 4 von 20 Fällen der Therapiegruppe Metamizol/Scopolamin beobachtet.

Die Schmerzbeurteilung anhand einer Analogskala im Bereich von 0 bis 100 ergibt, daß im Mittel der sogenannte Schmerzscore nach GTN um 44,0 Punkte und nach Metamizol/Scopolamin um 53,6 Punkte um statistisch signifikante Unterschiede deutlich abnimmt (Abb. 14).

Vitalparameter Blutdruck, Herzfrequenz, Körpertemperatur, vor Applikation, 10', 20' und 30 Minuten nach Applikation gemessen, zeigen in beiden Therapiegruppen eine Abnahme des Blutdrucks sowie interessanterweise eine Abnahme der Herzfrequenz nach Anwendung von 2,4 mg GTN (Abb. 15–17).

Die Laboruntersuchung ist ohne nennenswerte Verschiebungen der Mittelwerte und Standardabweichungen im Rahmen der Prä-/Post-Behandlung in beiden Untersuchungsgruppen.

Als unerwünschte Arzneimittelwirkungen sind in beiden Gruppen nahezu bekannte Symptome aufgeführt, die Nebenwirkungsfrequenz ist vergleichbar und

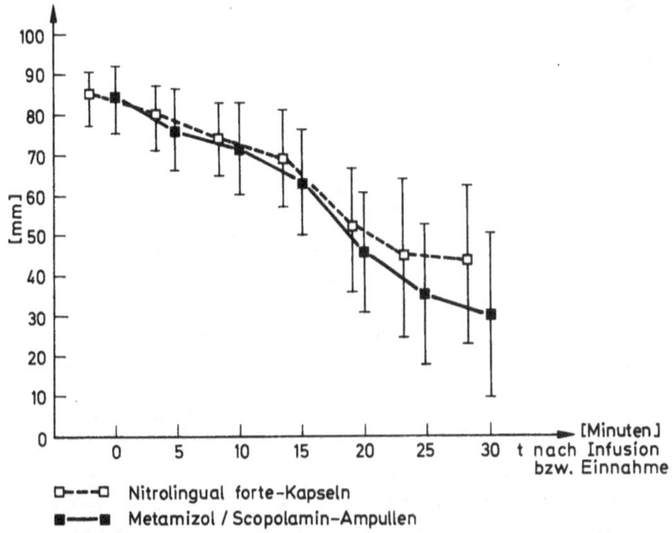

Abb. 14 Mittelwerte und Standardabweichung – Schmerz – Analogskala

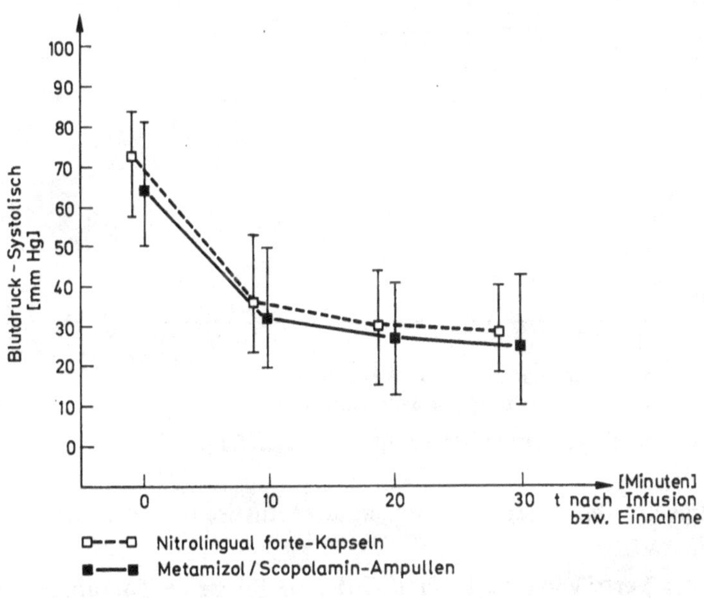

Abb. 15 Mittelwerte und Standardabweichung des systolischen Blutdrucks

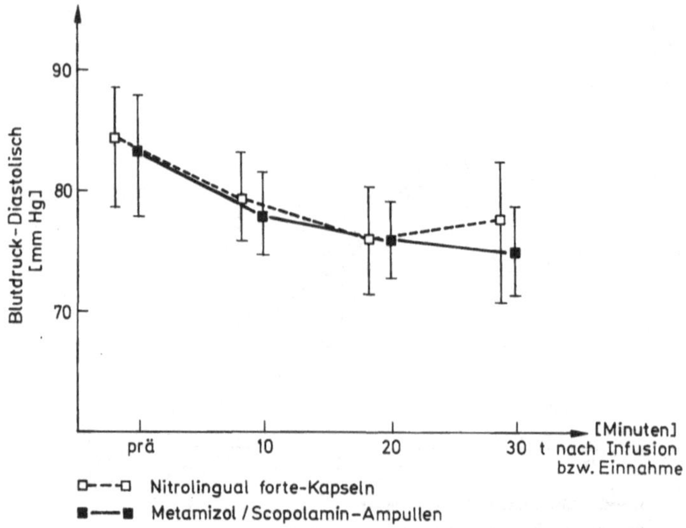

Abb. 16 Mittelwerte und Standardabweichung des diastolischen Blutdrucks

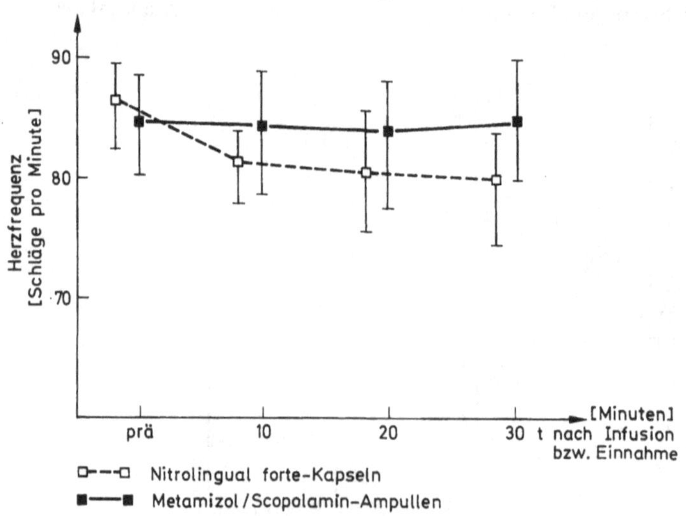

Abb. 17 Mittelwerte und Standardabweichung der Herzfrequenz

die Häufigkeit der Nebenwirkungsrate statistisch nicht unterschiedlich (Tabelle 5).

Bezüglich der Verträglichkeit ist eine Differenz für beide Therapieformen festzustellen.

Tabelle 5 Unerwünschte Arzneimittelwirkungen.

Kasuistische Darstellung der während der Studie registrierten unerwünschten Arzneimittelwirkungen. Zwischen den Therapiegruppen finden sich keine Unterschiede hinsichtlich der Nebenwirkungsfrequenz.
Zehn Patienten wurden mit Nitrolingual forte-Kapseln und zehn mit Metamizol/Scopolamin-Ampullen behandelt.
Unter Berücksichtigung von Mehrfachnennungen wurden folgende Symptome genannt:

Symptome	Nitrolingual N	Metamizol/Scopolamin N
Mundtrockenheit	–	6
Schwindel	1	4
Schweißausbrüche	4	–
Kopfschmerz/-druck	3	1
Unwohlsein	–	2
Unruhe	–	1
Hypotonie	–	1
Tränensekretion	1	–
Flush	1	–

Diskussion

Der allgemein myolytische Effekt von Glyceroltrinitrat (GTN) relaxiert auch die glatte Muskulatur des Harnleiters und führt zu einer deutlichen Spasmolyse bei Harnleiterkoliken. Dabei wird der Kolikschmerz signifikant verringert.

Im Vergleich zu in der Kardiologie üblichen Dosierungen von 0,8 bis 1,2 mg Glyceroltrinitrat müssen aber nach den vorliegenden Untersuchungen erheblich höhere Mengen, nämlich 2,4 mg GTN, appliziert werden, um eine Weitstellung des Harnleiters zu erreichen. Während der Dilatation von Harnleiterstenosen kann die Wandspannung des Harnleiters wesentlich höhere Drücke nach 2,4 mg GTN tolerieren [6, 7].

Aus den Ergebnissen der klinischen Vergleichsstudie an Patienten mit Harnleiterkoliken errechnet sich zwar eine geringere spasmolytische Wirksamkeit von 2,4 mg GTN gegenüber dem parenteral applizierten Metamizol-Scopolamingemisch. Doch ist dabei die Gefahr eines immunallergischen Zwischenfalles unter Therapie mit GTN ausgeschlossen.

Die in den klinischen Untersuchungen registrierten spasmolytischen Effekte 25–35 Minuten nach Gabe von 2,4 mg GTN lassen sich mit den pharmakokinetischen Daten in Übereinstimmung bringen, wobei der Zeitpunkt der maximalen Plasmakonzentration 6–10 Minuten nach Applikation zu messen ist [8]. Die schnelle Elimination des Hauptmetaboliten GTN innerhalb von 30 Minuten erklärt auch den deutlich geringeren Abstand zur Rezidivkolik im Vergleich zu dem Metamizol-Scopolamingemisch. Andererseits wird dadurch eine kontrollierte Nachuntersuchung bei unklarer Diagnose kurzfristig möglich.

Das Verhältnis zwischen Plasmakonzentration und effektivem Gewebespiegel an der Harnleitermuskulatur läßt sich für GTN nur abschätzen. Dabei würde ein effektiver Plasmaspiegel von 2,5 bis 3,5 ng/ml GTN für den spasmolytischen Effekt am Harnleiter erforderlich sein. Eine Antwort bezüglich der differenziellen Ansprechbarkeit in einer Sequenz Vene, Arterie, Ureter, läßt sich nur aus vergleichenden Inkubationsversuchen mit Organpräparaten erhalten [5].

Die Tatsache, daß die glatte Harnleitermuskulatur unter 2,4 mg GTN 7 bis 10 Minuten nach Injektion erschlafft, wird durch die Dilatationsversuche von Patienten mit Harnleiterstenosen bewiesen. Dabei werden signifikant höhere Druckwandspannungen toleriert. Die pharmakologische Wirkdauer von 2,4 mg GTN hält über 10 bis zu 15 Minuten an.
Die Harnleiterkolik – komplexes Resultat aus Ureterdehnung, Gewebeödem und pathobiochemischen Metaboliten [9] – scheint daher mit dem Myolytikum Glyceroltrinitrat als steuerbares, schnell resorbierbares und eliminierbares Pharmakon im Rahmen einer Kombinationstherapie als Teilkomponente adäquat behandelt.

Die Nebenwirkungsraten sind akzeptabel, der Blutdruckabfall wird durch die Therapie der akuten Kolik selten kritisch, da die Vitalparameter Blutdruck und Herzfrequenz durch die Koliksituation eher erhöht als erniedrigt sind. Lediglich bei i. v.-Injektion von 2,4 mg GTN kann es bei normotensiven Patienten zu hypotensiven Reaktionen kommen, die entsprechende Maßnahmen (Lagerung, Volumensubstitution mit 0,9%igem NaCl) notwendig machen.

Zu den biochemischen Vorgängen bei der Harnleiterkolik, die zu hohen Konzentrationen von Histamin, Bradykinin und Prostaglandin im Gewebe führen, lassen sich folgende Überlegungen anstellen:

In der Primärphase der Harnleiterkolik wird über eben diese sog. Gewebehormone entsprechend dem Endothelial-Derived-Relaxing-Factor [10] der Urothelial-Derived-Relaxing-Factor freigesetzt. Die Kontraktionen der glatten Muskulatur werden durch den Urothel biosynthetisierter Relaxationsfaktor kupiert, und der Harnleiterstein kann weiter transportiert werden.

Mikrotraumen des Ureters und Erschöpfung der Biosynthese der Gewebehormone u. a. durch eine unveränderte Steinlokalisation sind dagegen verantwortlich für die Zunahme der Harnleiterkontraktionen, die dann klinisch zum Erscheinungsbild der Kolik führen.

Bekannt ist, daß die NO-Konformation aus biologischem Relaxationsfaktor (EDRF, UDRF) oder aus pharmakologischen Substanzen die Guanylatzyklase aktiviert, so daß es über das vermehrte cGMP zur Erschlaffung der glatten Muskulatur kommt. Demzufolge substituiert GTN den möglichen Mangel von UDRF in Bereitstellung von NO-Gruppen entsprechend physiologischem Substrat (Abb. 18).

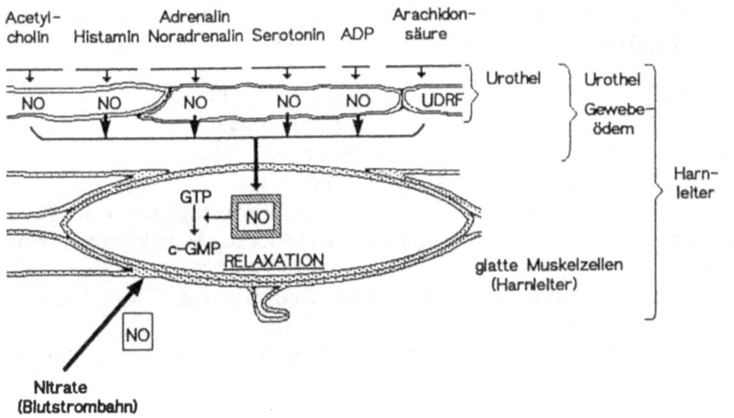

Abb. 18 Aktivierung von sogenannten Schmerzmediatoren aus dem Urothelödem. Biosynthese von UDRF. Arbeitshypothese zum Wirkprinzip eines UDRF

Erklärt werden könnte somit auch, daß einige Harnleitersteine spontan und nahezu schmerzfrei abgegeben werden, weil hier eine ausreichende Konzentration von UDRF zur Verfügung steht und der Transport von UDRF in die glatte Muskulatur ungehindert ist. Oder es kann sich in der retrograden Anamnese bei diesen Patienten herausstellen, daß der Patient wegen einer koronaren Herzkrankheit unter Organo-Nitrattherapie steht.

Abschließend erscheint auch klar, daß eine Kombination aus GTN mit einer geeigneten Substanz Wirksamkeit und Dauerhaftigkeit der Spasmolyse erhöhen könnte, möglicherweise ließe sich dadurch die hohe Konzentration von 2,4 mg GTN verringern.

Literatur

[1] BGA-Mitteilung vom 27. 04. 1987 über das Ruhen der Zulassung von Kombinationspräparaten aus Metamizol und Spasmolytika bis zum 31. 12. 1988. Pharmazeutische Zeitung **132** (1987) Nr. 18.

[2] Rummel, W.: Metamizol. Deutsches Ärzteblatt **84** (1987) 3457–3460.

[3] Edna, T. H., F. Hesselberg, B. Loe: Indomethacin in the treatment of ureteral colic: is fluid restriction necessary?

[4] Coolsaet, B., D. J. Griffins, R. Masrigt et al.: Urodynamic investigation of the wide ureter. J. Urol. **124** (1980) 666.

[5] Klaus, W.: Aktuelle Pharmakologie der Nitrate und Kalziumantagonisten. In: Strauer (ed.): Nitroglycerin V, Hamburger Symposion. DeGruyter Verlag, Berlin – New York 1986.

[6] Bussmann, W. D.: Neue Aspekte zur Behandlung der Linksinsuffizienz: Die Wirkung von Nitroglycerin. Dtsch. med. Wschr. **101** (1975) 642.

[7] Bussmann, W. D., J. Löhner, M. Kaltenbach: Die Wirkung von Nitroglycerin bei akutem Myokardinfarkt. Med. Klinik **71** (1976) 421.

[8] Dewland, P. M., T. Tanner, A. J. Woodward: Die Bioverfügbarkeit von Nitroglycerin-Sprays als Voraussetzung für die äquivalente Dosierung beim kardialen Notfall. Herz und Gefäße **7** (1987) 536.

[9] Homlund, D.: The pathophysiology of ureteral colic. Scand. J. Mol. Nephrol. (Suppl.) **75** (1983) 25–27.

[10] Vanhoutte, P. M.: Endothelium Dependent Contractions in arteries and veins. Blood vessels **24** (1987) 141.

Diskussion

Forum: Wenn Sie versuchen, neben einem inkarzerierten Konkrement noch eine Pigtail-Drainage nebenherzuschieben, haben Sie dann gesehen, daß Sie mit der zusätzlichen Nitro-Gabe per Spray dann noch weitergekommen sind?

Dunzendorfer: Ja, Sie können sogar drei Ureterkatheter unter 2,4 mg GTN nebeneinander vorbeischieben.

Schlußwort Roskamm: Zur instabilen Angina pectoris: Ich glaube, es ist sehr gut herausgekommen, daß das ein Bündel verschiedener Krankheitsbilder ist und daß entsprechend unterschiedliche Therapien zur Verfügung stehen. Ich glaube, daß die Ruhe-Angina-pectoris, die einer Intensivbehandlung bedarf, sehr in den Vordergrund gerückt wurde. Vielleicht müssen wir uns bei den praktisch tätigen Kollegen ein bißchen entschuldigen, daß die De-Novo-Angina-pectoris und auch die Crescendo-Angina-pectoris zu kurz gekommen sind, insbesondere was das Management angeht: kann man darauflostherapieren, Vorstellung ambulanter Art, stationäre Einweisung, Belastungstest möglich, Indikation zur Koronarangiographie usw.? Wir können das jetzt auch nicht mehr nachholen. Ich werde meine Einleitung für den Kongreßbericht in dieser Hinsicht erweitern.

Verleihung des NITROLINGUAL-Preises 1988

Roskamm: Vielen Dank, wir kommen jetzt zu etwas Angenehmem, der Verleihung des NITROLINGUAL-Preises. Die wird von Frau Boskamp selbst vorgenommen.

Das freut uns sehr, und es zeigt auch die Verbundenheit dieser Firma mit der Ärzteschaft, daß Sie jetzt selber diese Preisverleihung vornehmen. Herzlichen Dank.

Frau Boskamp: Meine Damen und Herren. Zum sechsten Mal wird in diesem Jahr auf dem Hamburger Nitroglycerin-Symposion der NITROLINGUAL-Preis verliehen. Mein Dank gilt zunächst erst einmal den Wissenschaftlern, die sich zwei bis drei Jahre lang um ihr Thema bemüht haben, um dann ihre Ergebnisse bei uns einzureichen. In dem Wissen darum, welche hervorragende Leistung und wieviel Arbeit in so einer Studie steckt, tut es mir immer wieder leid, daß nur ein Preis verliehen werden kann. Die Juroren, Herr Professor Dr. Bleifeld, Herr Professor Dr. Jähnchen und Herr Professor Dr. Pott, haben diese Abhandlungen gründlich durchgearbeitet, und ich danke Ihnen allen sehr dafür, wieviel Mühe Sie sich gegeben haben, die relevanteste Arbeit auszusuchen.
Ihre Entscheidung fiel auf die Arbeit von Herrn Dr. Stewart aus Montreal/Kanada.

Herr Dr. Stewart, Ihre Arbeit zeigt in einer wissenschaftlich fundierten Form die gefäßerweiternde Wirkung des Nitroglycerins auf die Koronararterien. Wie wir gerade gehört haben, ist die intravenöse Nitroglycerin-Therapie heute zur Behandlung der instabilen Angina pectoris das Standardmittel, und so könnte Ihre Arbeit einmal für uns zu einer erfolgreichen Weiterentwicklung der Dosierungsschemata dieser Therapie werden. Ich möchte Ihnen jetzt die Urkunde vorlesen:

Für die wissenschaftliche Untersuchung der Wirkung des Nitroglycerins unter Langzeitbedingungen auf die direkte und auf die mit dem Endothelium verbundene Dilatation der Koronararterien verleihen wir Herrn Dr. med. Duncan Stewart den für das Jahr 1988 ausgeschriebenen NITROLINGUAL-Preis. Wir danken Herrn Dr. Stewart für die geleistete Arbeit und gratulieren ihm zu seiner Leistung.

Stewart: Besten Dank. Ich entschuldige mich für mein schlechtes Deutsch. Mit sehr großer Freude und auch ein klein wenig Überraschung nehme ich Ihren wertvollen Preis entgegen. Ich fühle mich sehr geehrt, daß meine Arbeit für diese Auszeichnung ausgesucht worden ist. Ich hoffe, daß ich Ihre Erwartung in meine Weiterarbeit erfüllen kann. Nochmals herzlichen Dank, Ihnen, Frau Boskamp, und allen von POHL-BOSKAMP. Herzlichen Dank.

Untersuchungen von Dr. D. Stewart

Ergebnisse in der redaktionellen Zusammenfassung

Stewart demonstriert das mögliche Auftreten einer Nitroglycerin-Toleranz an großen Koronararterien mit direkten Messungen in vivo. Unter diesen quasi unverfälschten Bedingungen erhält er sehr genauen Aufschluß über Detailfragen zur Toleranz. Er findet, daß die Wirkung des körpereigenen „Endothelium-derived-relaxing-factor" unter Nitroglycerin-Toleranz ungestört bleibt, obwohl er feststellt, daß EDRF und die Nitrovasodilatatoren einen identischen zellulären Dilatationsmechanismus aufweisen. Ebenfalls die „flow-dependent-dilation (FDD)", also die strömungsabhängige Gefäßregelung, die für ein möglichst konstantes hämodynamisches Niveau sorgt, bleibt ungestört im Status einer Nitroglycerin-Toleranz. Stewart zeigt, daß es sich bei der pharmakologischen Nitrattoleranz um ein hochselektives Geschehen handeln muß. Der Nitrovasodilatator SIN-1A setzt Nitritionen direkt frei ohne die bei den anderen Nitraten notwendige vorherige enzymatische NO-Abspaltung. Da er keine Beeinflussung der SIN-1A-Wirkung im Nitrattoleranz-Status feststellt, führt er den selektiven Toleranzmechanismus der Nitrate auf den intrazytoplasmatischen Metabolismus zurück, der zur Freisetzung der Nitritionen aus den Nitraten führt.

FSC
www.fsc.org
MIX
Papier | Fördert gute Waldnutzung
FSC® C083411

Zeitfracht Medien GmbH
Ferdinand-Jühlke-Straße 7
99095 Erfurt, Deutschland
produktsicherheit@kolibri360.de